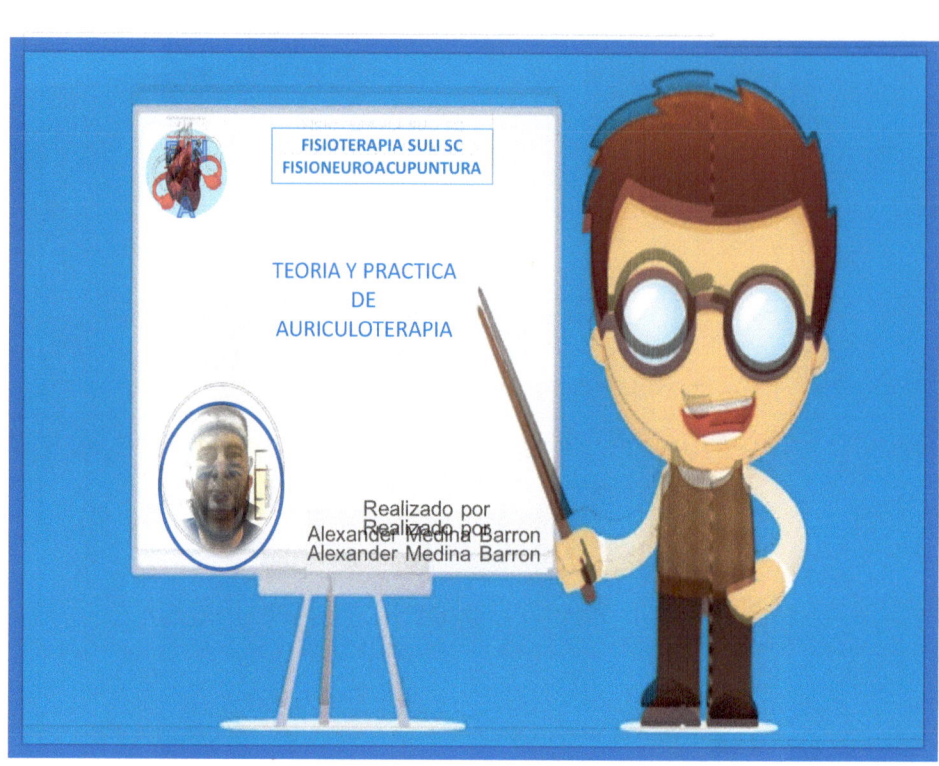

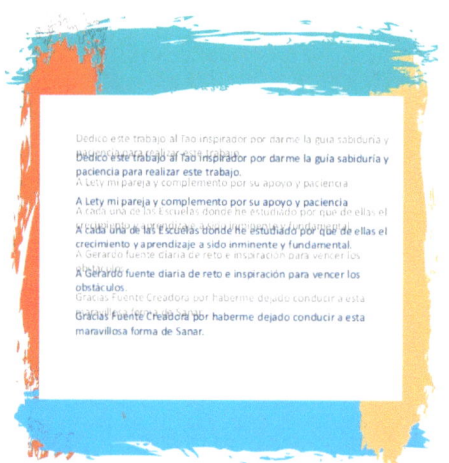

Dedico este trabajo al Tao inspirador por darme la guía sabiduría y paciencia para realizar este trabajo.

A Lety mi pareja y complemento por su apoyo y paciencia.

A cada una de las Escuelas donde he estudiado por que de ellas el crecimiento y aprendizaje a sido inminente y fundamental.

A Gerardo fuente diaria de reto e inspiración para vencer los obstáculos.

Gracias Fuente Creadora por haberme dejado conducir a esta maravillosa forma de Sanar.

ALGO SOBRE EL AUTOR

Alexander nació en la CDMX. Fisioterapeuta desde 1986, gran apasionado por la salud se a dedicado a buscar caminos para mejorar sus habilidades dentro de esta campo.

- Cuenta diplomado en Tui-Na y Manos por la escuela de Pam Chubbuck Atlanta Giorgia.
- Sanación Bioenergética codas Memoryman la escuela de Pam Chubbuck Atlanta Giorgia.
- Estudió en la escuela de José Luis Padilla Medicina Tradicional China obteniendo su título por parte del Hospital Beijing China.
- TAO escuela asociada al Instituto Alcocer realizó los estudios de Medicina China obteniendo su título por parte del Hospital Beijing China. ahui edu.
- Diplomado de Acupuntura en Tlahui.edu
- Master de Medicina Tradicional China por parte de Europea y la Fundación Europea de Medicina Tradicional China con título de la Universidad Miguel de Cervantes Madrid España es y FEMTC y la
- Especialista Universitario en Acupuntura Bioenergética y Moxibustion C.E.ME.T.C.es y FEMTC y la Universidad del Atlántico España tica por ISMET. Barcelona, España
- Diplomado en Cosmiatría acupuntural por ISMET. Barcelona, España oneuroacupuntura y la UNEVE
- Master En PSICONEUROACUPUNTURA Clínica por Instituto de Psiconeuroacupuntura y la UNEVE
- Diplomado en Fisioterapia por la Escuela Acupin Barcelona España te de CETSA Universidad del ALica
- Actualmente cursando la Licenciatura en Acupuntura humana por parte de CETSA Universidad del ALica en Tepic Nayarit

PREFACIO

Auriculoterapia Fácil tiene como objetivo ayudar al estudiante o profesional de dicha área poder contar con un material didáctico y práctico para la consulta.

La Auriculoterapia es una terapia no invasiva que ayuda o complementa otras terapias.

Así que es una invitación a sumergirse en este arte de sanar sin dañar.

Mecanismo De Acción De La Auriculoterapia

Intervienen varias sustancias, hormonas y enzimas:

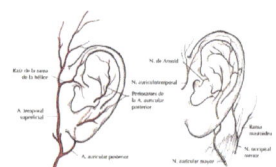

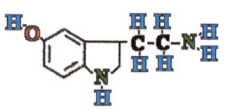

Serotonina (5-Hidroxitriptamina)

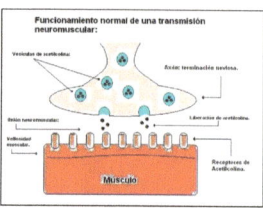

Un lugar exquisitamente inervado por varios pares de nervios craneales.

Hidroxitriptamina o Serotonina. Con efecto analgésico,

Acetilcolina. Es un importante mediador en la acción analgésica-acupuntural.

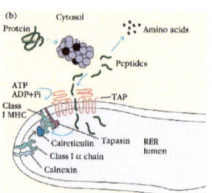

Péptidos endógenos. *se forma de esta manera las endorfinas y las encefálicas.*

PRINCIPIOS

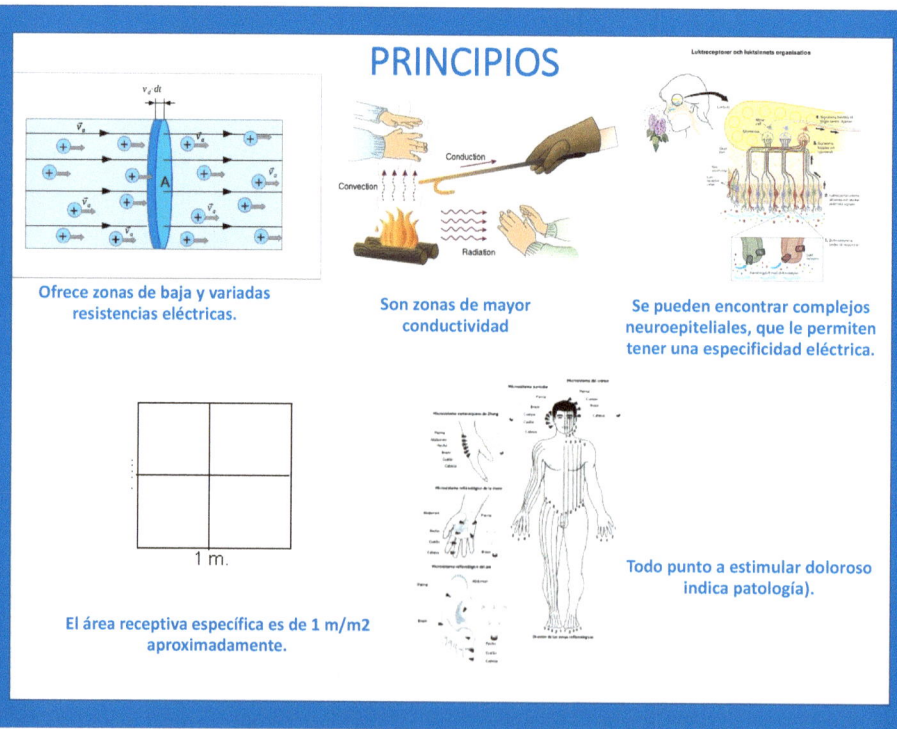

Ofrece zonas de baja y variadas resistencias eléctricas.

Son zonas de mayor conductividad

Se pueden encontrar complejos neuroepiteliales, que le permiten tener una especificidad eléctrica.

El área receptiva específica es de 1 m/m2 aproximadamente.

Todo punto a estimular doloroso indica patología).

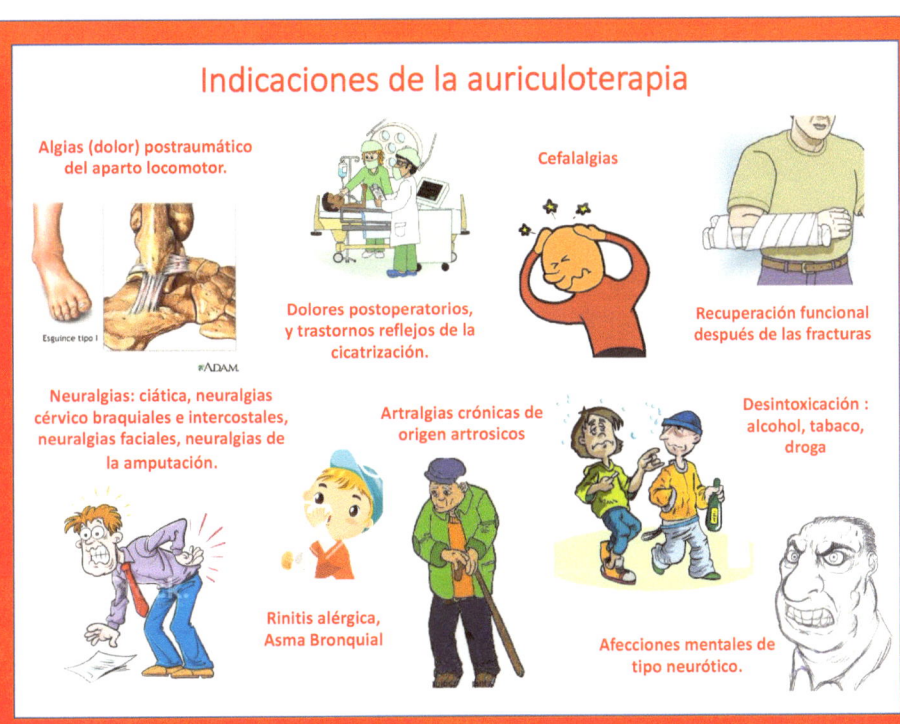

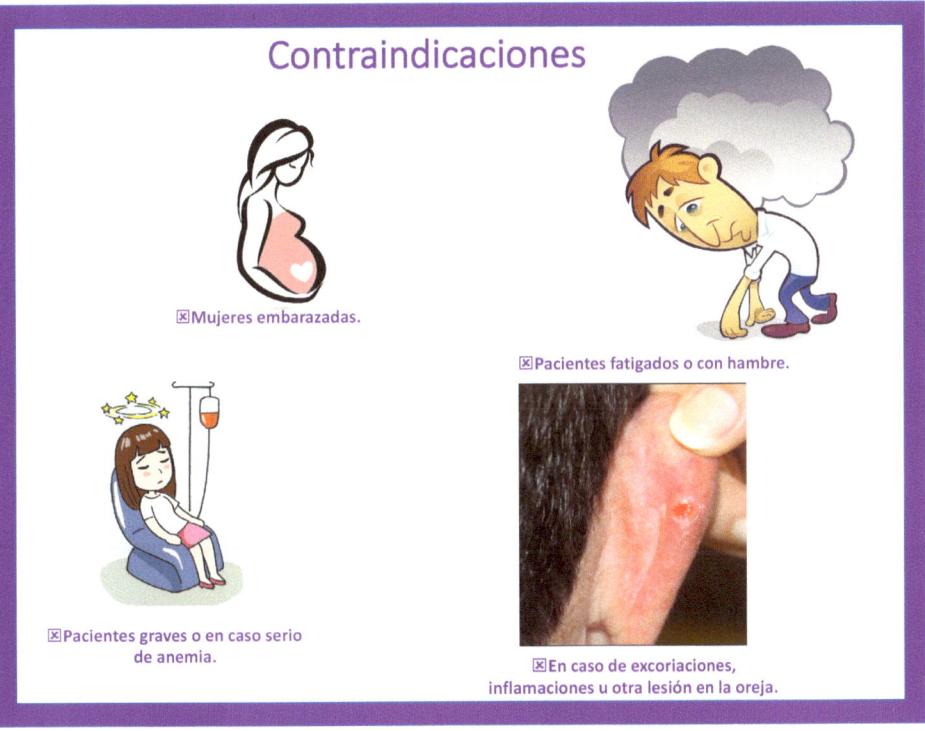

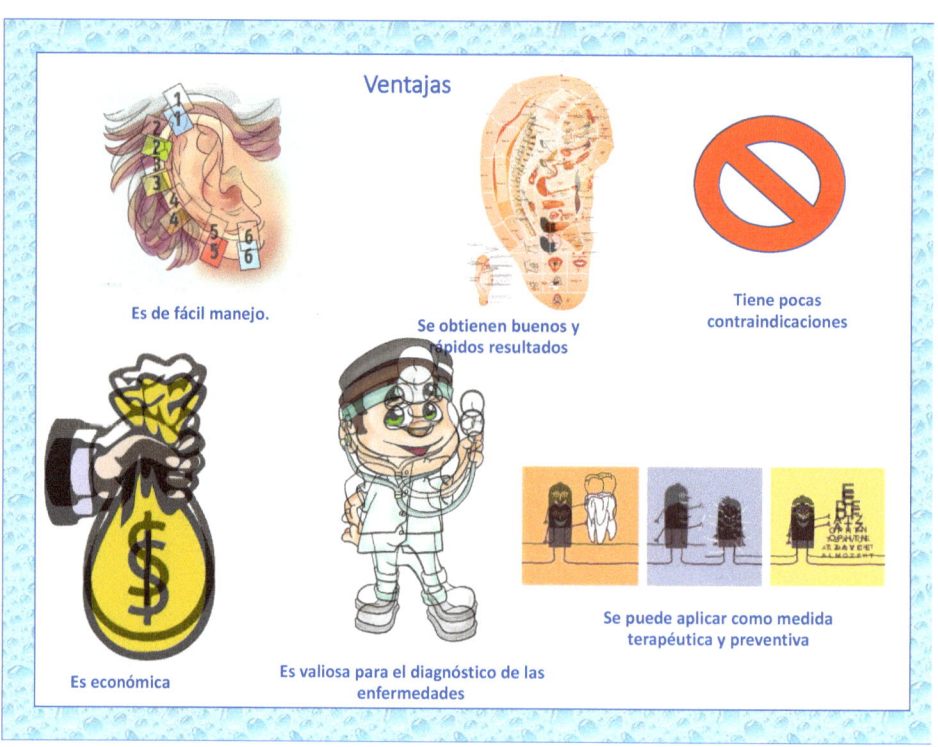

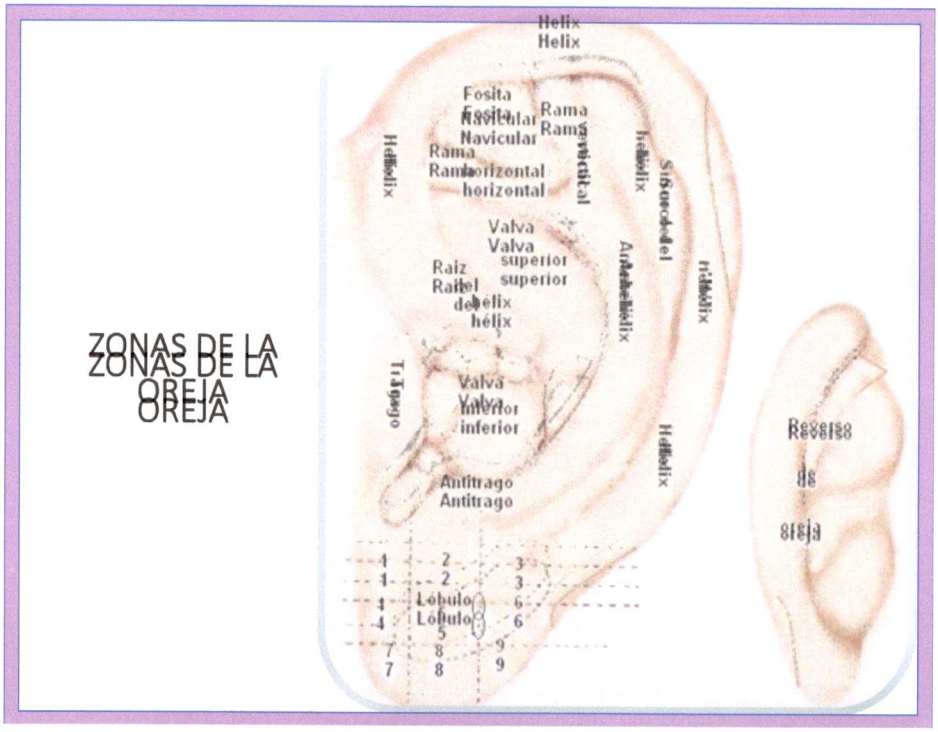

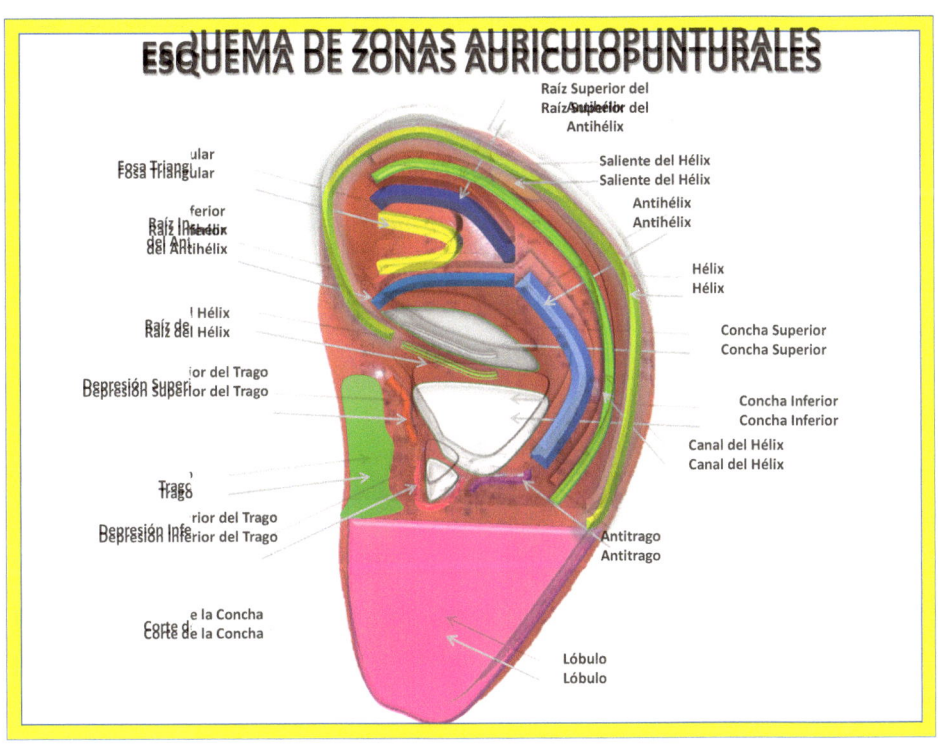

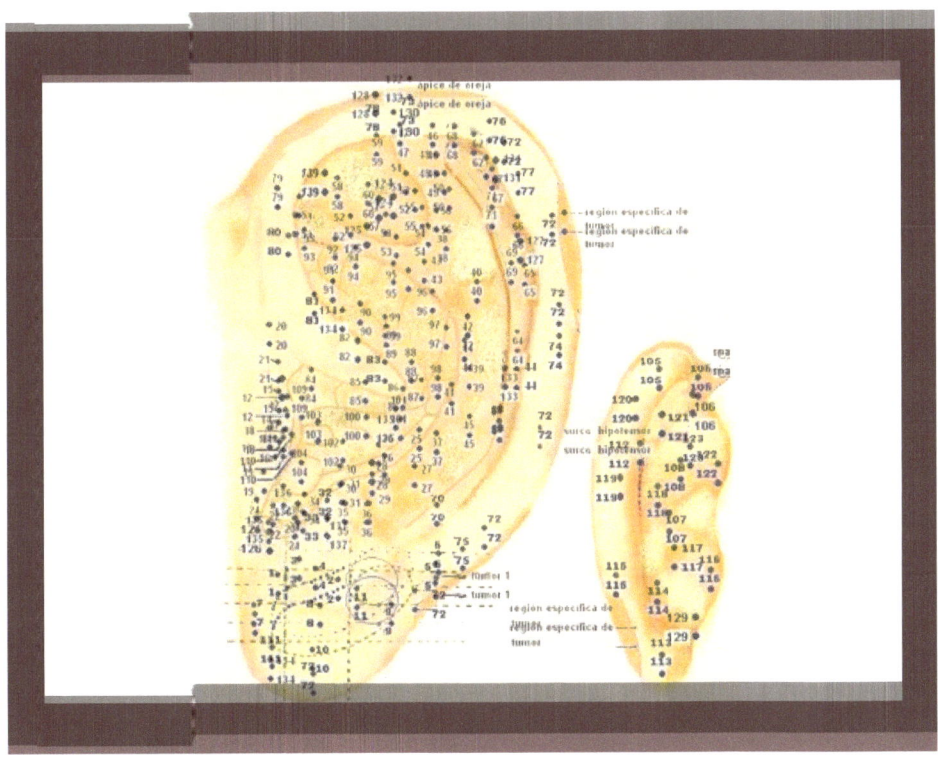

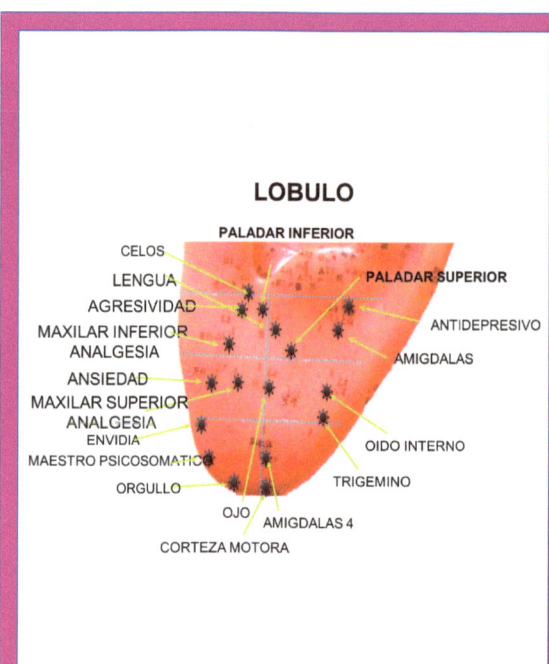

ANALGESIA DENTARIA INFERIOR: Calmar dolores de dientes inferiores.
ANALGESIA DENTARIA SUPERIOR: Calmar dolor de dientes superiores.
OJO: Todas las enfermedades de ojos.
PALADAR INFERIOR: Enfermedades o afecciones del paladar inferior. Ulceras de la boca .
Problema de dientes de esta zona.
PALADAR SUPERIOR: Enfermedades o afecciones del paladar superior. Ulceras de la boca .
Problema de dientes de esta zona.
LENGUA: Dolor de la lengua, problemas de la lengua para hablar, dolor de dientes, paperas, enfermedades del maxilar superior e inferior.
OIDO INTERNO: Sordera, zumbido de oídos, mareos, otitis.
AMIGDALAS: Amigdalitis. Se puede sangrar en casos o fiebre (calenturas).
ZONA DEL POMULO: Parálisis de la cara, acné, paperas, tic nervioso, dolor e inflamación del pómulo.
ANSIOLITICO: Para calmar los nervios y la ansiedad.

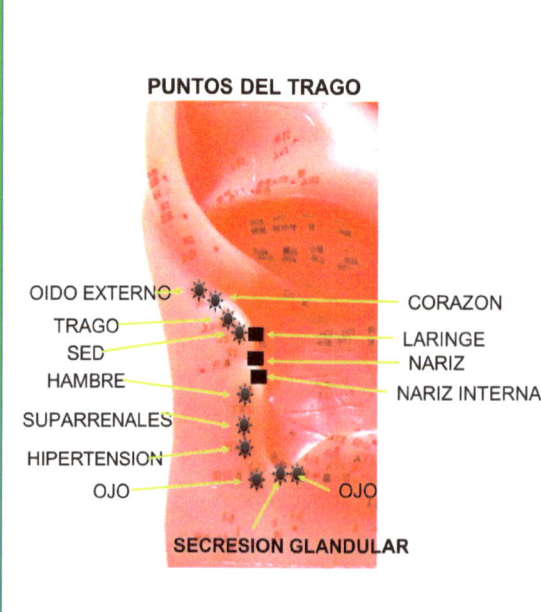

CORAZON: Enfermedades del corazón, problemas de circulación, problemas de sexualidad.
TRAGO: Baja la fiebre, antiinflamatorio, sedante, analgésico, sangría en casos de fiebre.
FARINGE Y LARINGE: Afonía, ronquera, asma, amigdalitis.
SED: Regula la sed, auxiliar en diabetes.
SUPRARRENALES: Actúa sobre estas glándulas, regula el pulso, ayuda en tratamientos de artritis, enfermedades de la piel, alergias, baja la fiebre, controla tos y asma.
NARIZ INTERNA: Catarro común y sinusitis.
HIPERTENSION: Regula la presión de la sangre.
OJO 1 y 2 todo los problemas de ojos.
SECRECION GLANDULAR: Regula la función glandular, ayuda y previene alergias, indicado en artritis, infecciones de la piel, problemas genitourinarios, ayuda a la digestión.

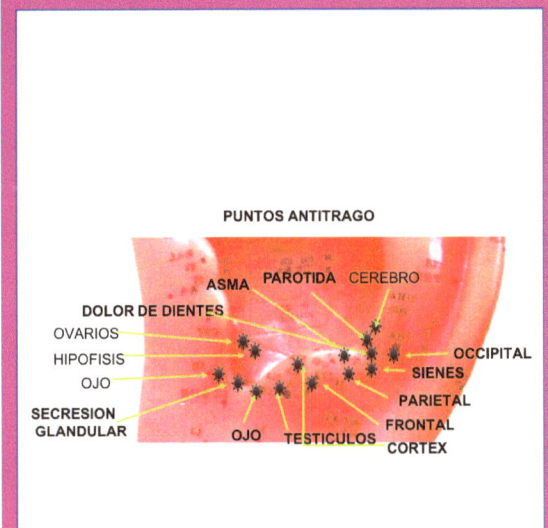

TESTICULOS (En orejas de Hombres): Orquitis, todos los problemas relacionados con genitales masculinos.

OVARIOS (En orejas de Mujer): Disturbios en la función sexual, irregularidades en la menstruación, esterilidad, inflamación de los ovarios y trompas de Falopio.

CORTEX OCCIPITAL: Regula los nervios, antiinflamatorio, sedante, analgésico, activa la digestión, indicado en desmayos frecuentes.

PAROTIDA: Parotiditis, problemas de la piel.

ASMA: Tratamiento del asma, problemas de los pulmones, alergias y comezones.

FRONTAL: Dolor de cabeza en la frente, sedante, rinitis.

PARIETAL: Dolor de cabeza en zona parietal.

SIENES: Dolor de cabeza en sienes, somnolencia.

DIENTES: Dolor de dientes.

OCCIPITAL: Sedante, analgésico, antiinflamatorio, se usa en temblores y convulsiones, dolor de occipucio, endurecimiento del cuello, mareos, tos y asma.

HIPOFISIS: Regula el crecimiento del cerebro, convulsiones, temblores, alergias y hemorragias.

CEREBRO: Actúa sobre la glándula hipófisis, ayuda a regular el crecimiento, sedante, insomnio, asma y artritis.

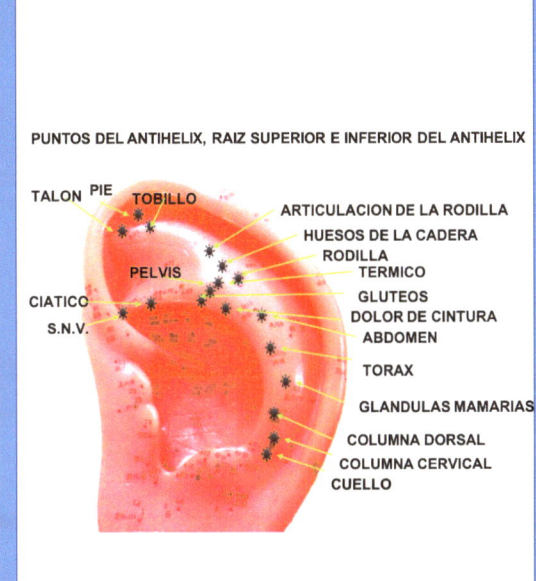

CUELLO: Dolor de cuello, falta de fuerza, tensión nerviosa, problemas de la tiroides.
COLUMNA CERVICAL: Anormalidades de la columna cervical.
COLUMNA DORSAL: Anormalidades de la columna dorsal.
GLANDULAS MAMARIAS: Mastitis, falta de leche.
TORAX: Enfermedades del tórax, opresión, ahogo.
ABDOMEN: Enfermedades del abdomen, problemas de digestión y ginecológicas.
PELVIS: Problemas en esta zona.
GLUTEOS: Dolor en esta zona.
SISTEMA NEURO VEGETATIVO (SNV): Regula sistema nervioso, regula el pulso, analgésico en dolores del corazón, ulceras, cálculos de la Vb y vias urinarias, ayuda a quitar temblores.
RODILLA: problemas de rodillas.
ARTICULACION DE LA RODILLA: Artritis en la rodilla, torceduras, dolor por fractura de rótula.
TERMICO: Regula la temperatura del cuerpo.
CADERA: Problemas en la articulación de cadera.
TOBILLO: Problemas de tobillo.
TALON: Problemas de talón.
DEDOS DEL PIE: Afecciones en los dedos, artritis

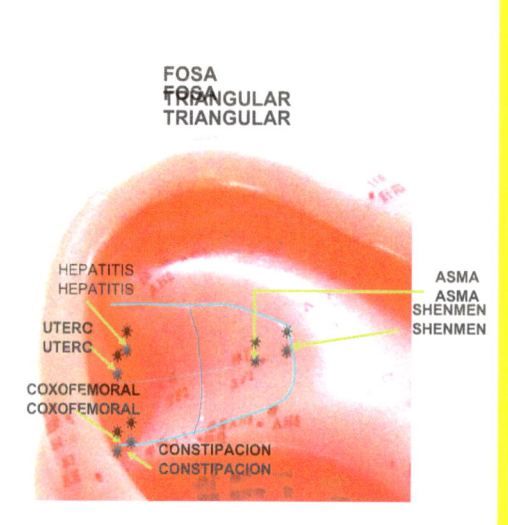

FOSA TRIANGULAR

- **SHENMEN:** Sedante, insomnio, antiálgico, analgésico, tos, asma, bronquitis, útil en la presión arterial.
- **HEPATITIS:** Problemas de hígado.
- **UTERO:** Menstruaciones irregulares, flujo vaginal, inflamación de testículos, ovarios, impotencia, dolores del parto, ayuda a quitar los dolores del puerperio.
- **ESTREÑIMIENTO, CONSTIPACION:** Estreñimiento, hemorroides.
- **ASMA:** Tratamiento del asma.

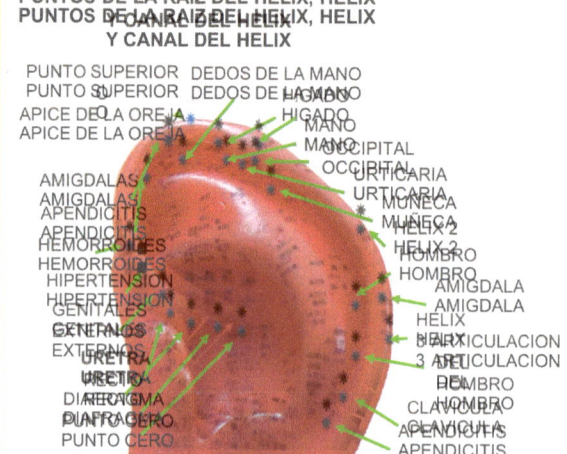

PUNTOS DE LA RAIZ DEL HELIX, HELIX Y CANAL DEL HELIX

- **PUNTO CERO:** Regula los órganos para una buena absorción de las sustancias necesarias para el mejor funcionamiento del cuerpo, anemias, dolor de tórax.
- **DIAFRAGMA:** Hipo, problemas respiratorios.
- **ANO:** Hemorroides, incontinencia del acto de defecar, molestias en el recto.
- **GENITALES EXTERNOS:** Impotencia, problema de los genitales externos.
- **HIPERTENSION:** Para bajar la tensión arterial.
- **PROSTATA:** Problemas de retención urinaria, prostatitis.
- **URETRA:** Uretritis, ardor a la micción urinaria.
- **HEMORROIDES:** Problemas del ano.
- **OREJA:** Problemas relacionados con el problema de la oreja.

PUNTOS DE LA RAIZ DEL HELIX, HELIX Y CANAL DEL HELIX

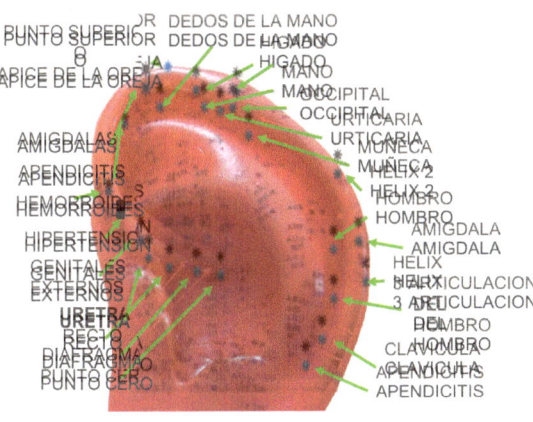

PUNTO SUPERIOR: Presión alta, fiebre, alergia, sedante.
HIGADO: Afecciones del hígado, regula la circulación sanguínea, problema de los ojos, problemas digestivos.
RINITIS: Catarro, rinorrea.
APENDICITIS: Apendicitis aguda y crónica.
DEDOS DE LAS MANOS: Afecciones de la mano.
URTICARIA: Comezón, erupciones de la piel.
MUÑECA: Problemas de muñeca, por reumas, artritis.
CODO: Dolor de codo, artritis.
HOMBRO: Dolor de hombro, artritis.
CLAVICULA: Dolor articular inflamación.

PUNTOS DE LA CAVIDAD

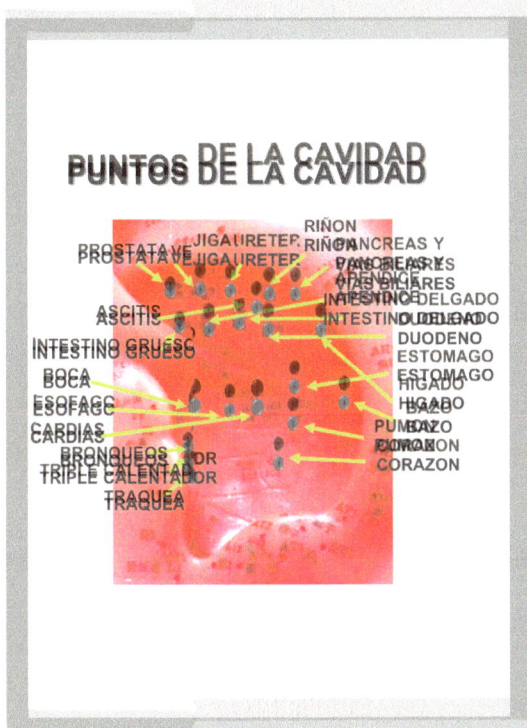

BOCA: Afecciones de la boca.
ESOFAGO: Dolor al pasar los alimentos (tragar), hernia de esófago.
CARDIAS: Problemas del cardias.
ESTOMAGO: Ulcera, gastritis, dolores nerviosos de estomago, nauseas, regula el apetito, vómito, este punto esta en contacto con el meridiano de estomago por lo que nos es útil en dolores de cabeza, mareo, diabetes, enfermedades nerviosas como epilepsia, desmayo.
DUODENO: En ulcera duodenal y duodenitis.
INTESTINO DELGADO: Mal funcionamiento por intestinal, diarrea, gases, indigestión, dilatación por acumulación de gases, por su conexión con el meridiano de corazón se usa en problemas del corazón, falta de aire.
APENDICE
INTESTINO GRUESO: Regula la digestión, diarrea, disenteria, apendicitis e indigestión. Por su conexión con el meridiano de pulmón, se usa en problemas de la garganta, tos, asma, gripe.
VEJIGA: Problemas del sistema urinario, inflamación aguda y crónica de la vejiga. Por su conexión con el meridiano de vejiga se usa en problemas de ciática, lumbago, migraña, insomnio y espalda.
PROSTATA: Problemas de las vías urinarias, inflamación de vejiga, inflamaciones de la próstata y orina sin control.

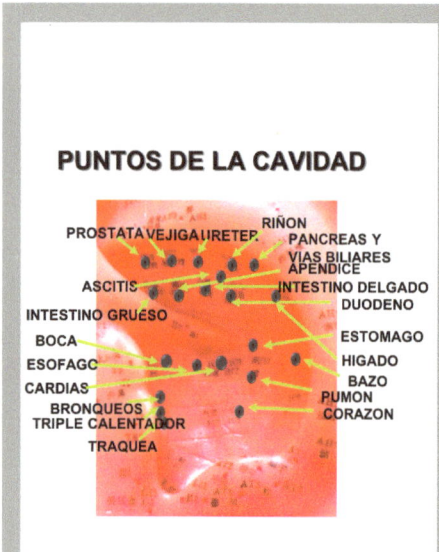

PUNTOS DE LA CAVIDAD

URETER: Cálculos y problemas de Riñón

RIÑON: Afecciones urinarias, genitales, impotencia, Por su relación con el meridiano de riñón indicado en problemas óseos, sordera, zumbidos de oídos, dificultad para oír, problemas de ojos, analgésico en dolores por fracturas, angustia, neurosis, dolores de cabeza, caída de cabello, falta de apetito, ayuda a todas las enfermedades crónicas.

PANCREAS Diabetes, pancreatitis se encuentra en oreja izquierda

VESÍCULA BILIAR: inflamación de la vesícula, ictericia, inflamación en el hígado. Por su relación con el meridiano de VB ayuda en infecciones de oído, migraña, dolores de cabeza, torcedura de cuello. Se encuentra en la oreja derecha

HIGADO: Hepatitis, urticaria, regula la circulación de la sangre, hemorragias, mareos, problemas de los ojos, digestivos, dilatación por gases, angustia, depresión, fiebre.

BAZO: Regula la sangre, la digestión, gastritis, diarrea, baja la presión sanguínea, problemas musculares, úlcera, afecciones de los labios.

ASCITIS

CORAZON: Problemas de Corazón, palpitaciones, angina de pecho, disnea, dolores de pecho, normaliza la circulación sanguínea, sedante, sueño excesivo, enfermedades mentales, por su relación con el meridiano de corazón se usa para laringitis crónica, ronquera, lengua adolorida e inflamada, problemas sexuales.

PULOMON

TRAQUEA

BRONQUIOS

TRIPLE CALENTADOR

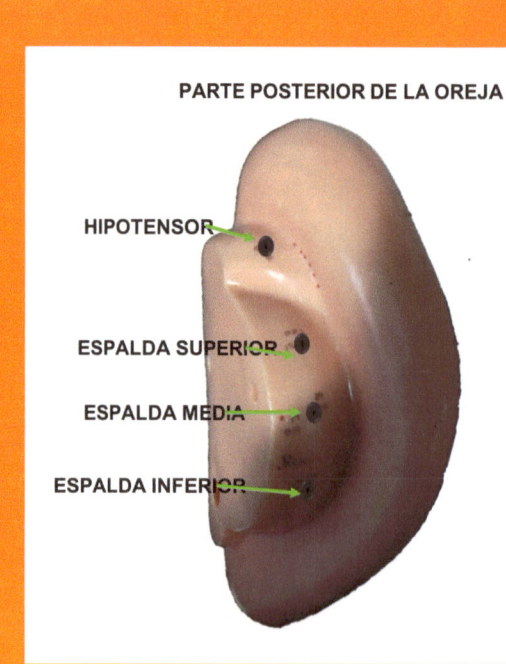

PARTE POSTERIOR DE LA OREJA

HIPOTENSOR
ESPALDA SUPERIOR
ESPALDA INFERIOR
ESPALDA MEDIA

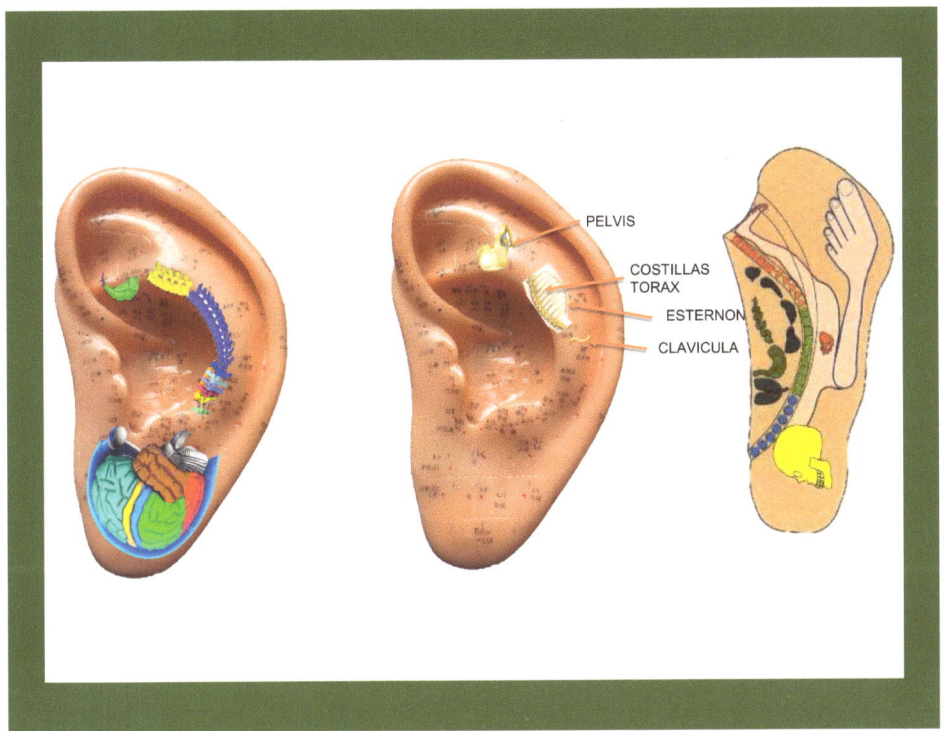

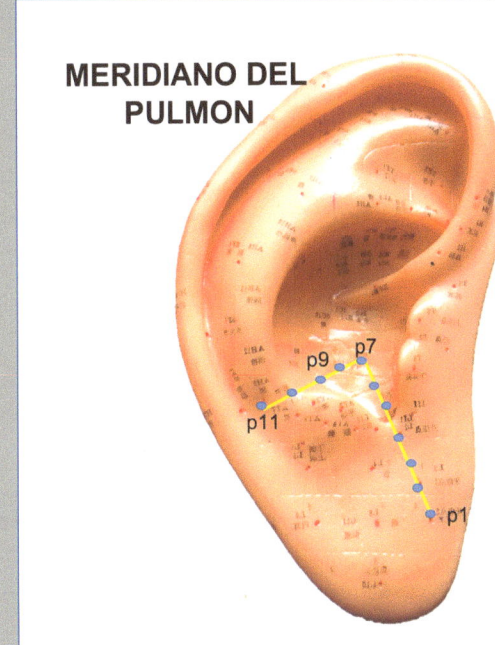

MERIDIANO DEL PULMON

Nota: Los puntos indican el curso del meridiano del oído, pero el tipo de metal que se usa para el tratamiento.

P1: Punto ansiedad, punto de plata en oreja derecha o punto preocupación punto plata en oreja izquierda.

P7: Situado en la zona pulmonar, punto cardinal indicado para fortalecer el mecanismo de defensas, el punto principal para todas las afecciones de las vías respiratorias.

P9: Situado en zona pulmonar. Punto de tonificación, punto maestro, de las vías sanguíneas.

P11: Punto amígdalas.

MERIDIANO INTESTINO GRUESO

IG4: Punto maestro del dolor.
IG11: Punto de intestino grueso en la parte posterior de la oreja izquierda, punto de tonificación.
IG15: Punto maestro de la extremidad superior.
IG20: Punta de la nariz; punto principal de la nariz

MERIDIANO DE ESTOMAGO

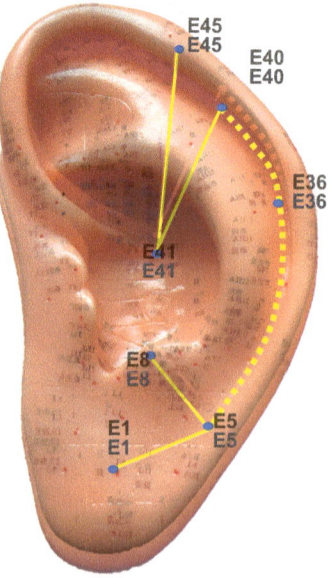

E36: Punto cafeína en la oreja derecha, punto barbitúrico en la oreja izquierda. Podemos esperar el mismo uso intensivo de amplio espectro efectos de estos puntos de la oreja, como en el punto E36 de la acupuntura del cuerpo, por ejemplo, como el punto de meridiano del estomago a través del cual todos los meridianos pueden ser influenciados de energía.
La proyección del meridiano de estomago en el oído a revelado un espectro sumamente amplio de posibles actividades de muchos puntos de la oreja que se han descuidado hasta ahora.
E40: Punto Beta-2 Receptor (beta-miméticos) en la oreja derecha, o punto Beta-L receptor (bloqueadores beta) en la oreja izquierda.
E41: Punto de tonificación.
E45: Punto vitamina B5 punto de sedación.
(Es a través de la proyección del punto E-45 en el oído que hemos aprendido sobre el excelente efecto de las pastillas de vitaminas B5 en pacientes con gastritis.

MERIDIANO DE BAZO

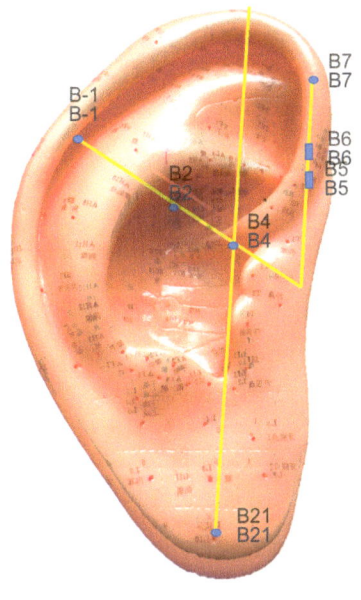

BP-1: Punto indicador de acido fólico en la oreja derecha.
BP-2: Punto páncreas en la oreja derecha. Punto de tonificación. Punto bazo en la oreja izquierda. Punto indicado de carga de titanio.
BP-4: Punto interferón: punto Luo, punto cordial, punto principal de la diarrea.
BP5: Punto Ovario (punto de estrógeno) punto de sedación, punto principal de tejido conectivo.
Bp6: Punto de útero, el punto principal para afecciones de pelvis menor.
BP-21: Punto Maestro Omega.

MERIDIANO DE CORAZON

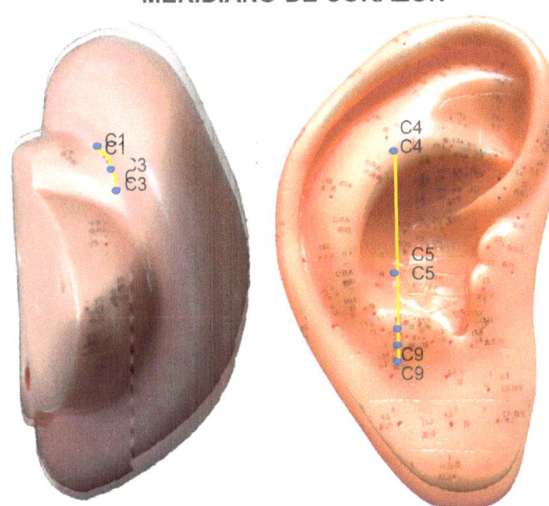

C-3: Punto corazón en la parte posterior de la oreja
C-4: Punto corazón (parte sensorial) en la parte frontal del oído
C-5: Punto del plexo.
C-9: Punto de sedación, indicador de magnesio.

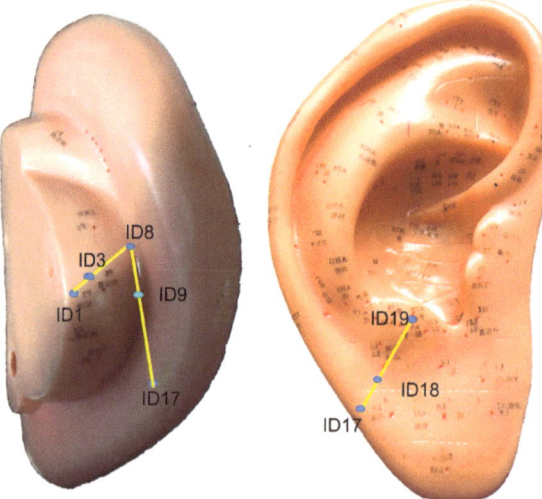

MERIDIANO DEL INTESTINO DELGADO

ID-3: Punto del plexo celiaco en la parte posterior de la oreja (detrás del punto cero) punto tonificación. Punto general de la mucosa.

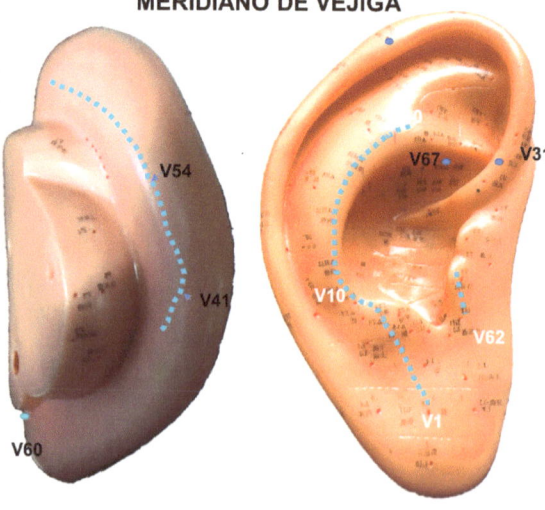

MERIDIANO DE VEJIGA

V-31: Punto de útero, punto principal para la menopausia.
V-40: Punto histamina, punto principal para las alergias.
V-60: Situado en la parte posterior de la oreja cerca de la inserción interior del lóbulo de la oreja; punto principal para todos los síntomas de la columna vertebral.
V-62: Punto de la glándula pineal. Punto cardinal, punto principal para el Insomnio.
V-67: Punto de la vejiga urinaria: punto de tonificación.

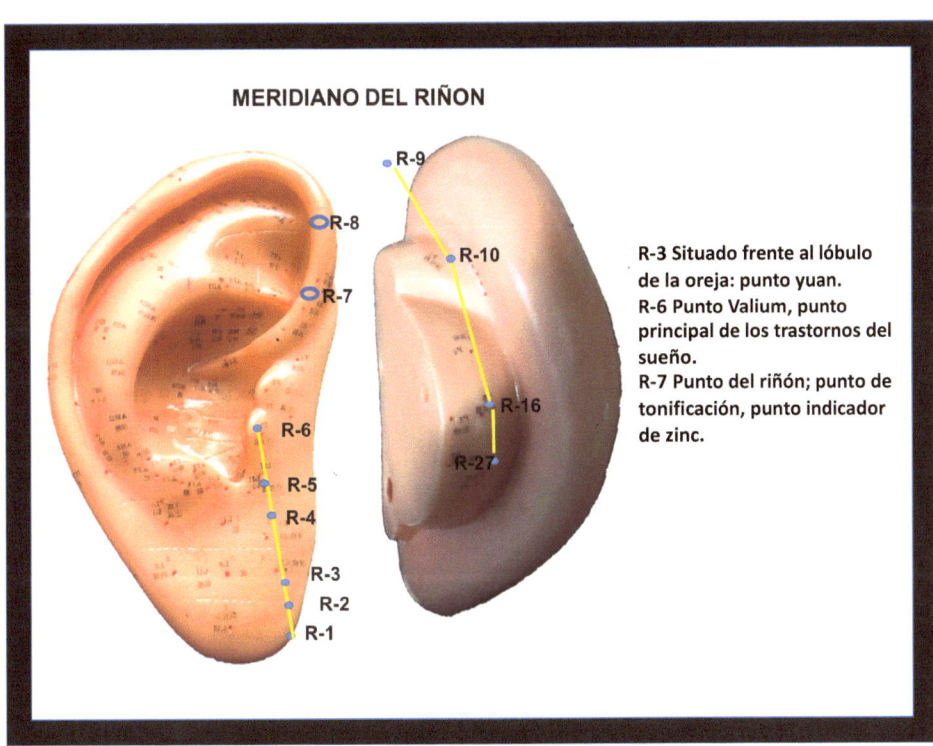

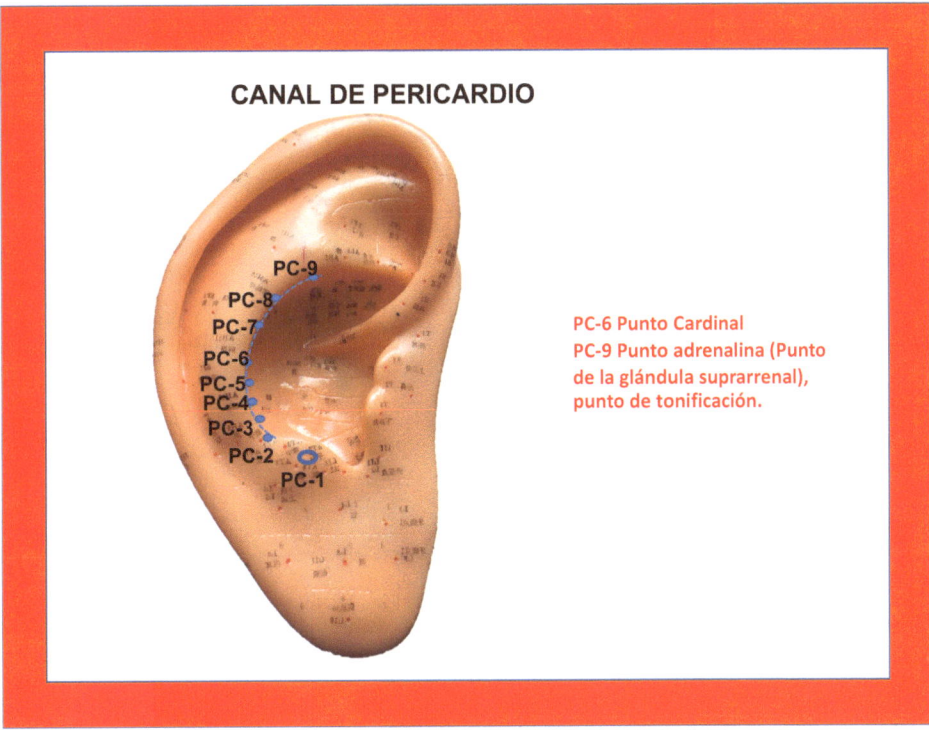

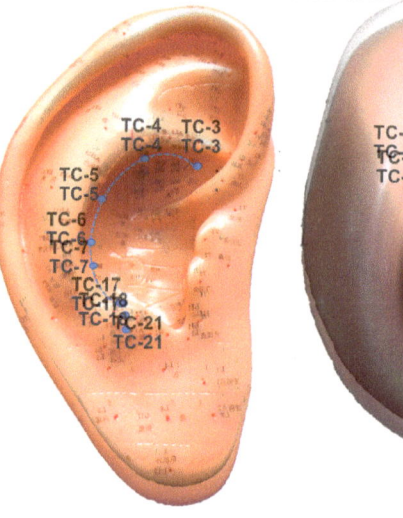

MERIDIAN DE TRIPLE CALENTADOR

TC-3 Punto de Cortisona (punto de la glándula suprarrenal), Punto de tonificación.
TC-4 Punto Insulina.
TC-5 Punto glándula Timo, punto cardinal, punto principal para los síntomas reumáticos.
TC-6 Punto Tiroides Glándulas Endocrinas.
TC-7 Punto Paratiroides Glándulas Endocrinas.
TC-18 Situado en la transición de antitrago y antihélix: punto indicador de fluoruro.
TC-21 Situado en la fosa postantitragal, punto maestro

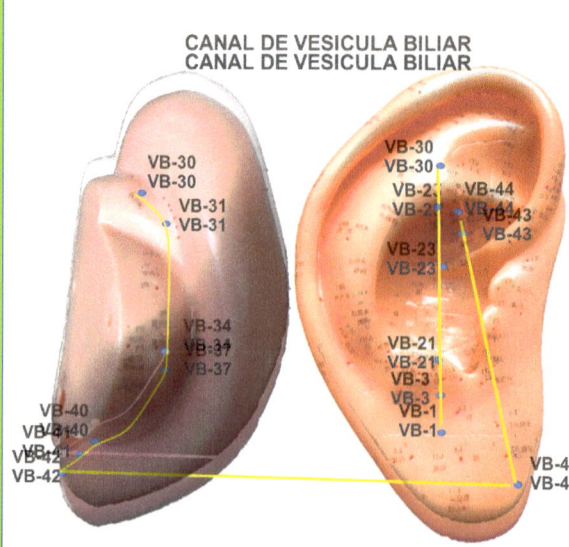

CANAL DE VESICULA BILIAR

VB-1 Punto del ojo
VB-3 Ubicado en el antitrago en la línea de la base; punto de migraña.
Todos los puntos del canal de vesícula biliar que se encuentran en la cabeza se proyectan en el oído entre el punto de los ojos y la punta de antitrago.
En este corto tramo, el medico a menudo encuentra y trata los puntos activos en los pacientes con migraña o dolor de cabeza agudo.
VB-21 Punto Hipotálamo.
VB-40 Situado en la parte posterior de la oreja, punto indicado de la vitamina D, punto yuan.
VB-41 Punto prostaglandina, punto cardinal.
VB-43 Punto de la vesícula biliar: punto de tonificación.

CANAL DEL HIGADO

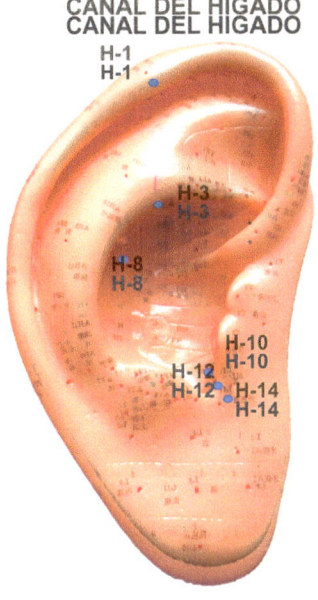

H-1
H-3
H-8
H-10
H-12
H-13
H-14

H-1 Punto indicado de la vitamina 12
H-3 Punto de hígado nervioso. Punto de la ira. Fuente puntual. Punto maestro espasmolisis.
H-8 Situado en la zona de hígado, punto de tonificación
H-13 punto de ACTH.
H-14 punto de agresividad.

CANAL REN MAI

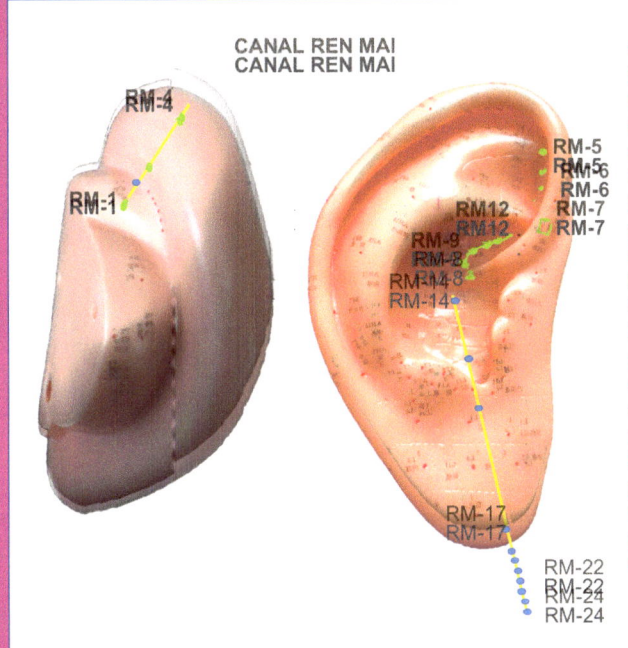

RM-4
RM-1
RM-5
RM-6
RM-7
RM12
RM-9
RM-8
RM-14
RM-17
RM-22
RM-24

RM-5 Punto Omega II, punto indicador de vitamina B1, B3, B6, E.
RM-8 Punto cero punto plexo celiaco.
RM-12 Punto Omega I, punto indicador de la amalgama, punto Maestro de los órganos huecos.
RM-17 Maestro del punto Omega
RM 22 Situado en el cuello por debajo del lóbulo de la oreja; punto indicador de la vitamina A, punto indicador para el formaldehido.
RM-24 Situado en el cuello por debajo del lóbulo de la oreja; tiene efecto en el punto de la lateralidad, en combinación con DM-20

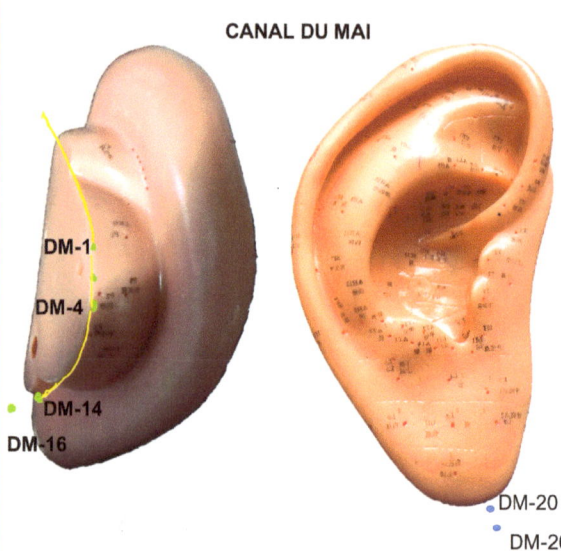

CANAL DU MAI

DM-4 Ubicado en la parte posterior de la oreja, cerca del surco posterior central. Punto de ADN, el punto principal de la potencia.
DM-14 Situado en la parte posterior de la oreja en la inserción inferior del lóbulo de la oreja, es el spider de la acupuntura del cuerpo, con un efecto sobre todos los órganos yang en la región del cuello-hombro.
DM-16 Situado en el cuello debajo de la inserción inferior del lóbulo de la oreja.
DM-20 Situado en el cuello antero inferior del lóbulo de la oreja, punto principal de la energía mental con un efecto sobre el punto de la lateralidad

Aplicación clínica de la auriculopuntura

Actualmente, se usa la auriculopuntura en la prevención y el tratamiento de las enfermedades, así como en la anestesia acupuntural. Para los fines de este curso se presenta sólo la aplicación clínica de la auriculopuntura, no la anestésica.

PRINCIPIOS PARA LA SELECCIÓN DE LOS PUNTOS

A. **SELECCIÓN DE LOS PUNTOS DE ACUERDO A LA ZONA DE LA ENFERMEDAD:**
   - ✓ Se seleccionan los puntos auriculares correspondientes a las zonas de la enfermedad. Por ejemplo, para tratar el dolor del estómago, se selecciona el punto del estómago; el punto del hombro para el dolor de éste.

B. **SELECCIÓN DE LOS PUNTOS DE ACUERDO A LA TEORÍA ZANG-FU Y JING-LUO (CANALES Y COLATERALES):**
   - ✓ Selección de los puntos auriculares basándose en la fisiología de los órganos Zang-Fu en el trayecto de los canales y colaterales y en sus relaciones externas-internas. Por ejemplo, en las enfermedades de la piel se usa el punto del pulmón, ya que éste controla la piel y el pelo. En casos de palpitación se usa el punto del intestino delgado, ya que éste tiene una relación externa-interna con el canal del corazón. En migraña, se usa el punto de la vesícula biliar, ya que este canal circula por la región temporal de la cabeza.

C. **SELECCIÓN DE LOS PUNTOS EN TÉRMINOS DE LA MEDICINA MODERNA:**
   - ✓ Es decir, se usan los puntos auriculares según la fisiología y patología moderna. Por ejemplo, en menstruación irregular, se usa el punto de endocrina y para el dolor abdominal se usa el punto de nervio simpático. A veces se seleccionan los puntos de acuerdo a los síntomas y signos presentados durante la enfermedad. Por ejemplo, en casos de dolor e inflamación de los ojos se usa el ápice de la oreja y en caso de dolor de garganta se emplea alguno de los puntos de hélix 1-6.

Se pueden tomar los métodos arriba mencionados separadamente o en combinación. En la selección de puntos se debe aplicar el principio de menos puntos pero más eficaces. Generalmente, se usan los puntos del lado afectado, rara vez se usan los del lado opuesto o los de ambos lados.

Técnica de la Auriculopuntura
MÉTODO DE LA AGUJA FILIFORME MÁS FRECUENTEMENTE USADO EN LA CLÍNICA

Localización de los puntos sensibles:

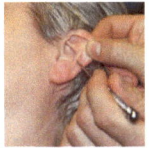
Exploración de los puntos dolorosos a presión

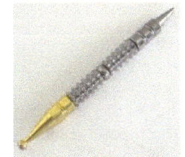
Se usa una aguja con punta roma

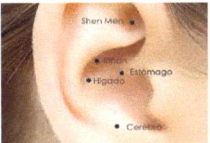
Se hace una marca donde se ubica el punto doloroso

Detección de la resistencia eléctr

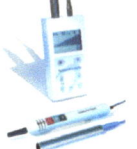

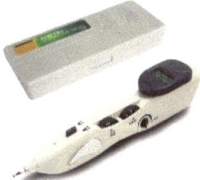

Fig. 3. Detector de puntos de acupuntura

detectar los cambios de la conductividad eléctrica

Instrumento especial

Técnica de la Auriculopuntura

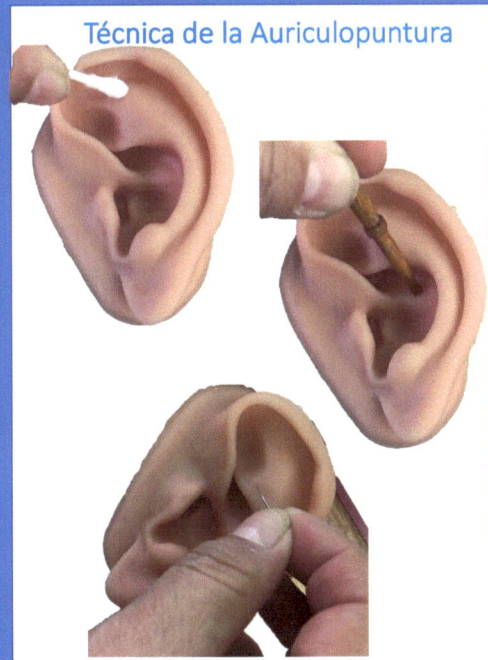

a. **Esterilización:** los puntos auriculares con alcohol al 75% o yodo al 2%.

b. **Inserción de la aguja:** Se inmoviliza el pabellón auricular con la mano izquierda, y con la mano derecha se inserta la aguja (tamaño sugerido de $0.5 - 1.0\ cun$ de longitud). Es recomendación evitar atravesar el pabellón auricular. En general, el paciente tiene una sensación de dolor, distención con calor, dolencia o pesadez. Si se tienen estas sensaciones los resultados suelen ser efectivos.

c. **Retención de la aguja:** Después de insertada, la aguja se deja por $20\ a\ 30\ minutos$, y hasta $1\ a\ 2\ horas$ en inflamaciones agudas o en dolores espasmódicos severos. Durante este período debe manipularse intermitentemente la aguja para mantener el estímulo.

d. **Extracción de la aguja:** Al extraer la aguja se presiona el punto con un poco de algodón esterilizado y seco para evitar la sangría.

e. **Periodicidad del tratamiento:** Diario o días alternados; una serie de $10\ sesiones$ constituyen un tratamiento. Se recomienda una suspensión de $5\ a\ 7\ días$ para iniciar un nuevo tratamiento.

Notas importantes

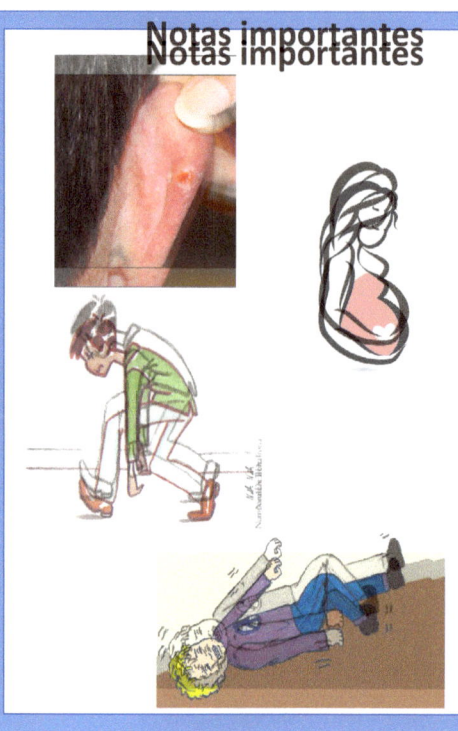

1. Es importante una *asepsia cuidadosa* de la oreja para evitar toda infección. *Si existen puntos lesionados o con inflamación, está contraindicado este método.* Si posteriormente al tratamiento aparecen signos de infección, se debe tratar el caso inmediatamente en forma local y con antibióticos.

2. Este método está *contraindicado en las mujeres con historia clínica de aborto habitual, y los ancianos con hipertensión o arterioesclerosis* deben descansar bien antes y después del tratamiento para evitar accidentes.

3. *En pacientes nerviosos y débiles o con fatiga excesiva o ayuno,* es recomendable permanecer acostado durante el tratamiento para evitar el desmayo.

4. Si aparecen los fenómenos de *dolor, o distensión* durante la retención de la aguja en zonas que no tienen relación con la enfermedad tratada, se debe *extraer un poco o totalmente la aguja* para que desaparezcan estos fenómenos anormales.

5. En los pacientes que sufren lesiones en los tejidos blandos o trastornos motores se requiere que el paciente mueva simultáneamente la extremidad afectada después de que se ha insertado la aguja y ha aparecido la sensación de calor en el pabellón de la oreja, o se aplica Moxibustión y masaje para elevar el resultado terapéutico.

Materiales

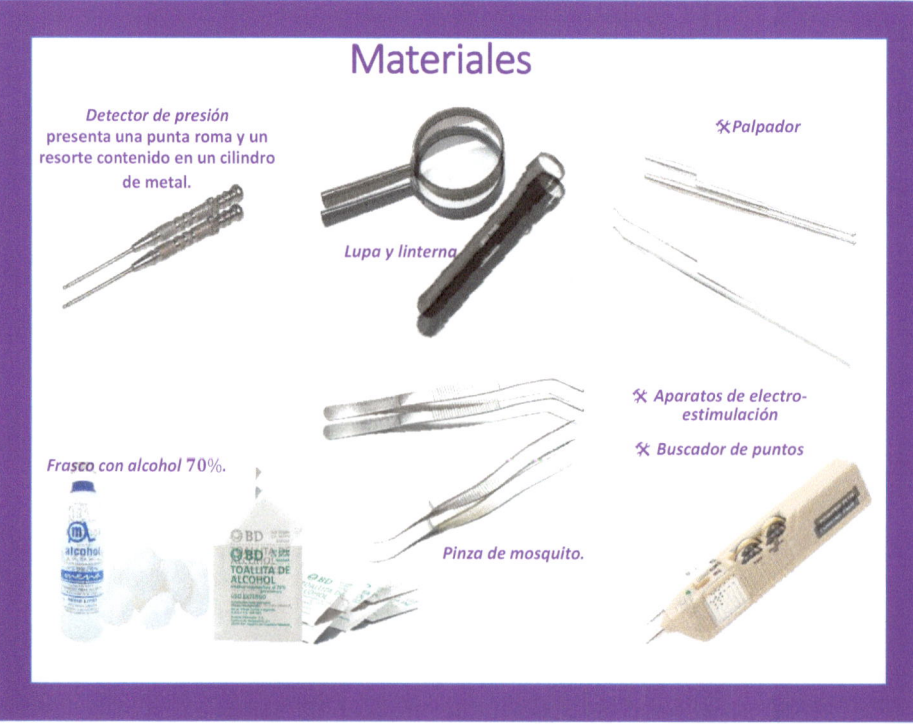

- Detector de presión presenta una punta roma y un resorte contenido en un cilindro de metal.
- Lupa y linterna
- ✻ Palpador
- Frasco con alcohol 70%.
- Pinza de mosquito.
- ✻ Aparatos de electro-estimulación
- ✻ Buscador de puntos

Materiales

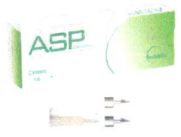
Chincheta auriculoterapia semipermanente ASP de acero

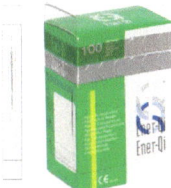
Aguja de acupuntura de acero 0,20 x 6,5 mm / 36 x 0,25 cun

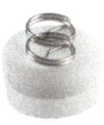
Chincheta de auriculoterapia de acero con adhesivo textil 2,5 x 1,5

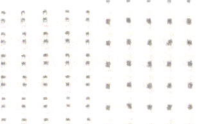
Semillas herbales con adhesivo redondo

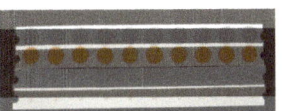
Balines de acero inoxidable especialmente electro magnetizados de 1 mm³

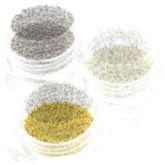
Balines de oro, plata, acero

OBSERVACIÓN DE LOS CAMBIOS EN LA SUPERFICIE DE LA PIEL

COLOR
- *El color rojo:* indica enfermedades agudas o crónicas por congestion y con dolor.
- *El color blanco:* enfermedades crónicas orgánicas.
- *El ocre:* enfermedades crónicas o tumorales.

ABULTAMIENTOS
- *Abultamiento Tuberculoso:* puede significar dolor de cabeza.
- *Abultamiento a modo de perlas alineadas:* dolor lumbar y cervical.
- *Abultamiento en forma de franjas:* disfunción articular en la región lumbar y extremidades inferiores.
- *Abultamiento en forma de líneas:* simboliza colesistitis o gastritis.
- *Abultamiento con forma entre franja y línea:* revela dolores nerviosos o fibromiositis.

OBSERVACIÓN DE LOS CAMBIOS EN LA SUPERFICIE DE LA PIEL

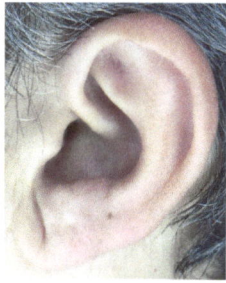
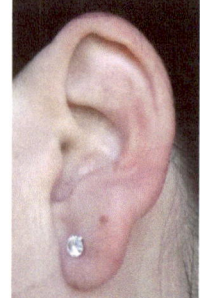
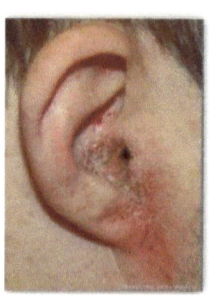
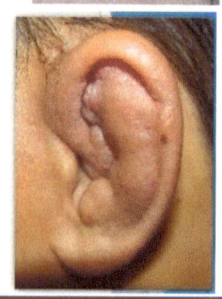

HUNDIMIENTOS

Hundimiento puntual: revela problemas de astigmatismo, miopía.

Hundimiento de un determinado número de puntos en la zona del corazón: revela la existencia de una arritmia cardíaca.

Hundimiento puntual en la zona intestinal: cistitis.

Hundimiento en forma de línea: significa tensión baja, diarrea o caries.

Dentro del hundimiento en forma de líneas están contempladas las enfermedades cardíacas y los zumbidos de oído.

EDEMAS

Edema en puntos auriculares: revela enfermedades cardíacas, diabetes e hinchazón abdominal.

La pápula (lesión pequeña, solida, elevada): según la zona de aparición, suele ser síntoma de bronquitis, arritmia cardíaca y enfermedades dérmicas.

OBSERVACIÓN DE LOS CAMBIOS EN LA SUPERFICIE DE LA PIEL

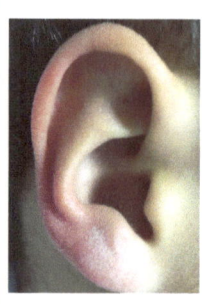
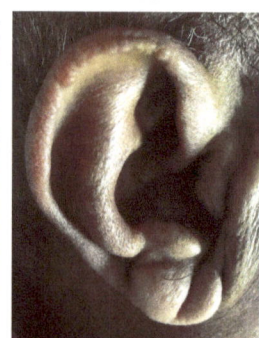
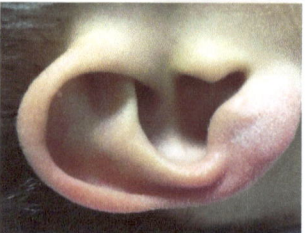

DESCAMACIÓN

Descamación en la zona pulmonar: Enfermedades dermatológicas.

Descamación en la fosa triangular: corresponde a enfermedades ginecológicas (metritis cervical y leucorrea).

Descamación en la zona pulmonar: síntomas de picores dérmicos.

Descamación en el pabellón auricular anterior: indica alto indice de grasa en la sangre.

La irritación de los vasos sanguíneos provoca expansiones en forma radial o bien en forma de franja: denotan, por lo general, dolores articulares, úlceras gastro-duodenales y otros.

CONDICIÓN FÍSICA

Manchas: de color rojo brillante, púrpura o marrón, usualmente indican inflamaciones agudas. Gris oscuro o marrón pueden indicar tumores o cambios en los tejidos. No confundir pecas o lunares.

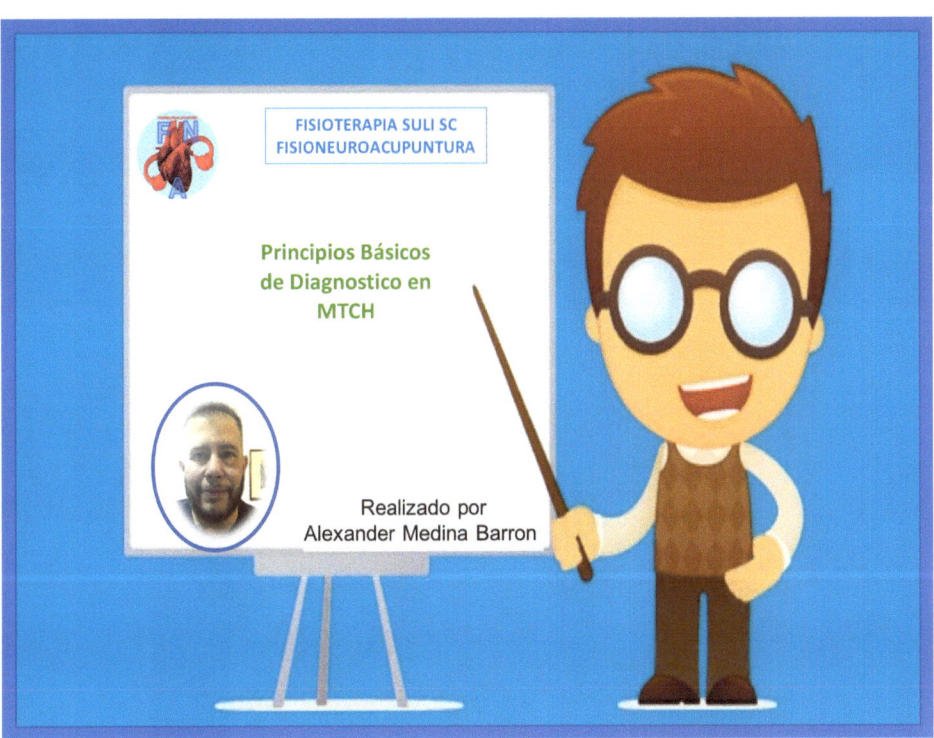

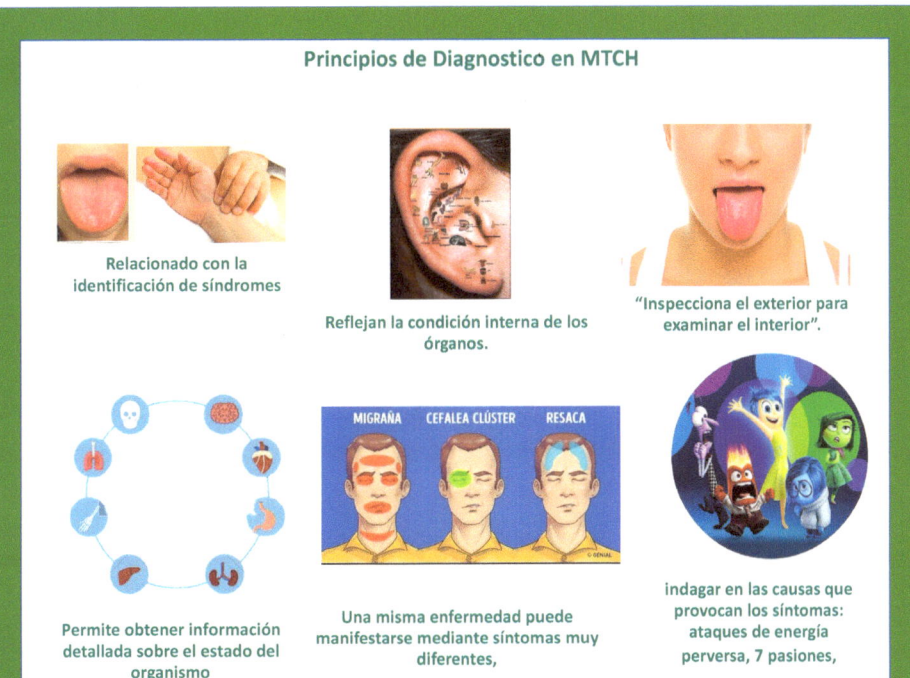

Los cuatro métodos de diagnóstico (Shi Zhewg)

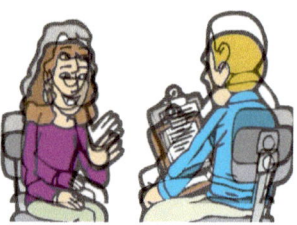

Interrogatorio

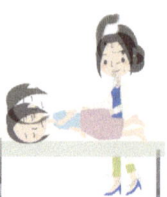

Inspección

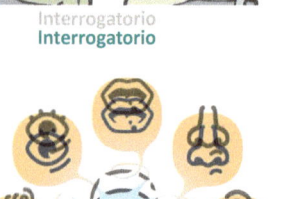

Escuchar y oler: el mismo carácter Chino "wen" significa tanto "oír" como oler.

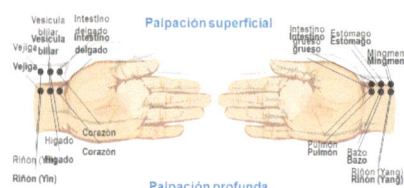

Palpación: incluye la palpación del pulso, piel, extremidades, mano, pecho, abdomen y puntos (Mu y ashi).

Inspección

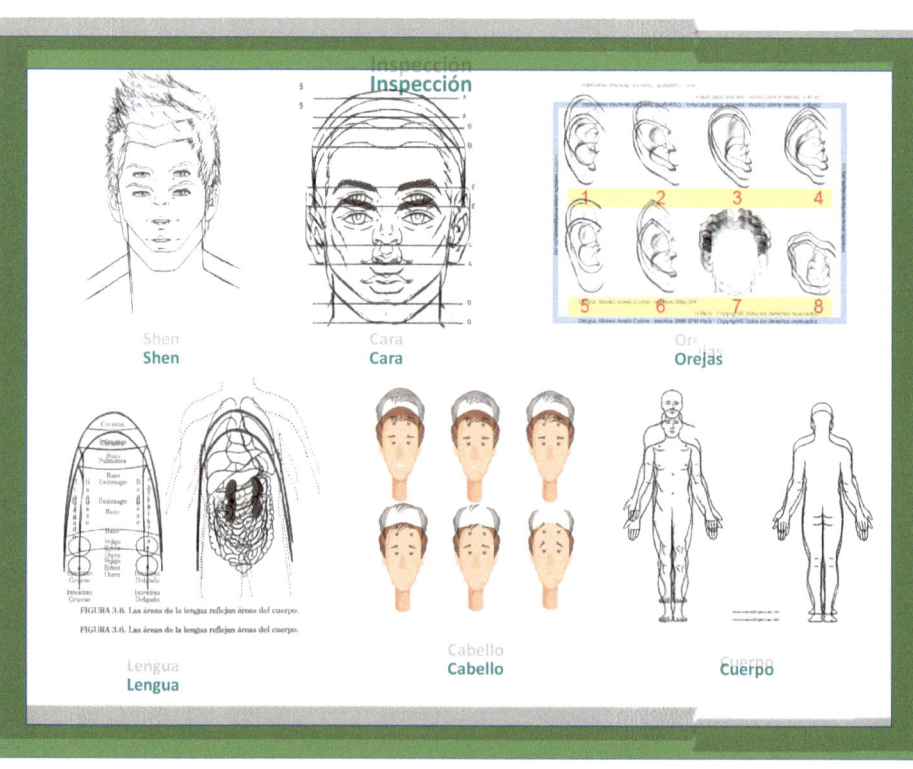

Shen · Cara · Orejas · Lengua · Cabello · Cuerpo

FIGURA 3.6. Las áreas de la lengua reflejan áreas del cuerpo.

Escuchar

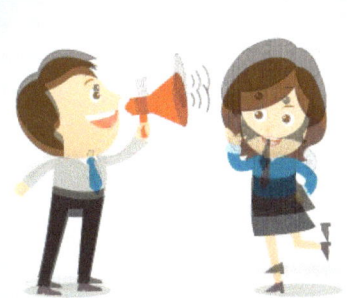 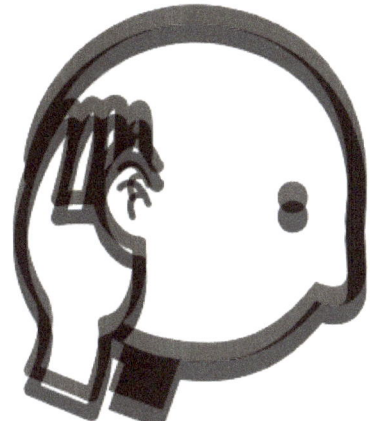

Escuchar Sonidos fuertes en general, comunican plenitud: voz fuerte, tos fuerte, quejidos. Habla mucho. Sonido de la respiración fuerte.

Sonidos débiles en general, indican vacío: voz débil, quejidos, borgborigmo, tos seca y suave. No le gusta hablar.

OLER

Los olores intensos se asocian a calor

La ausencia de olor a frío

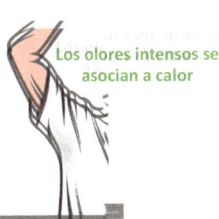

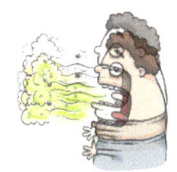

Mal aliento: calor de estómago.

•Quemado: fuego

Olores Asociados A Cada Uno De Los 5 Reinos

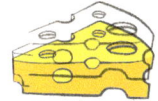 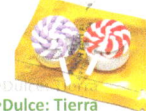

Rancio, agrio: madera

•Dulce: Tierra

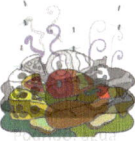 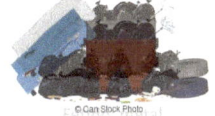

Podrido: agua

Fétido: metal

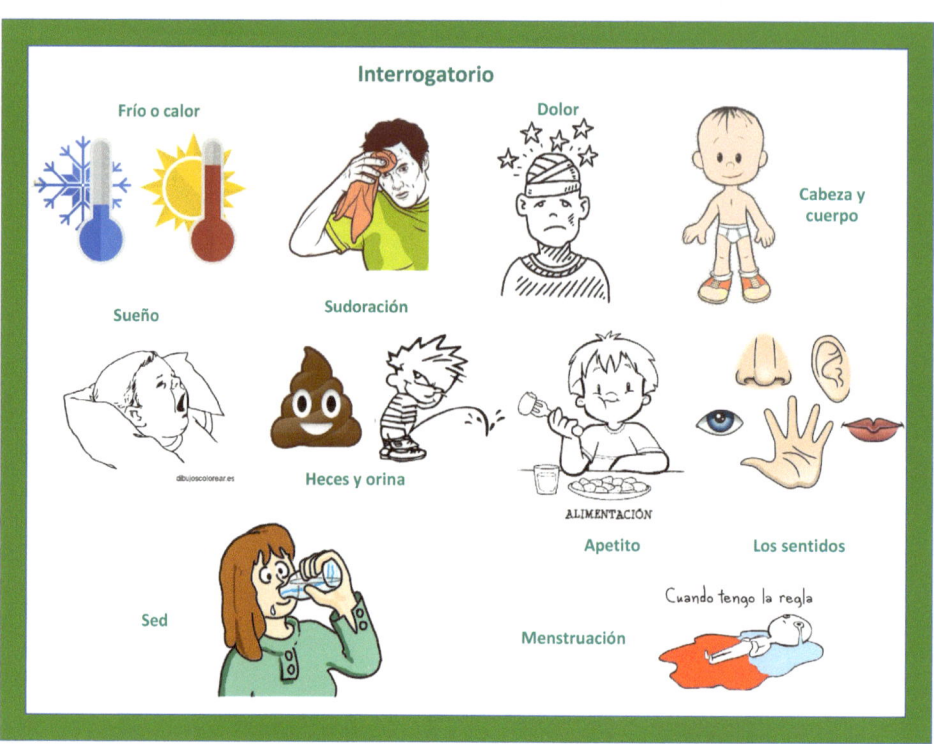

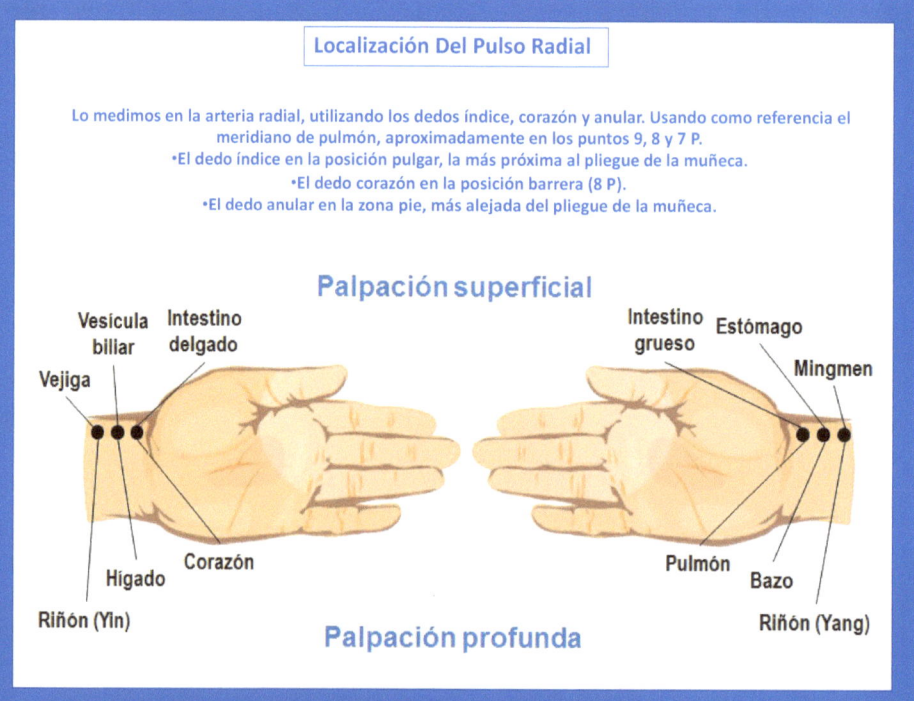

Palpación del pulso
Nos indica el estado energético del individuo.
La palpación del pulso necesita de un lugar tranquilo. La respiración del terapeuta debe ser regular, para poder valorar la velocidad del pulso correctamente. El brazo del paciente (sentado o tumbado) a la altura del corazón. Debajo de la muñeca se puede poner un cojín para que la mano quede extendida y relajada.

CLASIFICACIÓN DE PULSOS

SUPERFICIAL	PROFUNDO
Superficial	Con fuerza
Ámplio	Débil
Blando	Firme

RÁPIDO	LENTO
Acelerado	Retrasado
Brusco	Anudado
	Cambiante

PLENITUD	VACÍO
Tenso	Fino/filiforme
Deslizante	Rasposo
Largo	Blando
	Débil

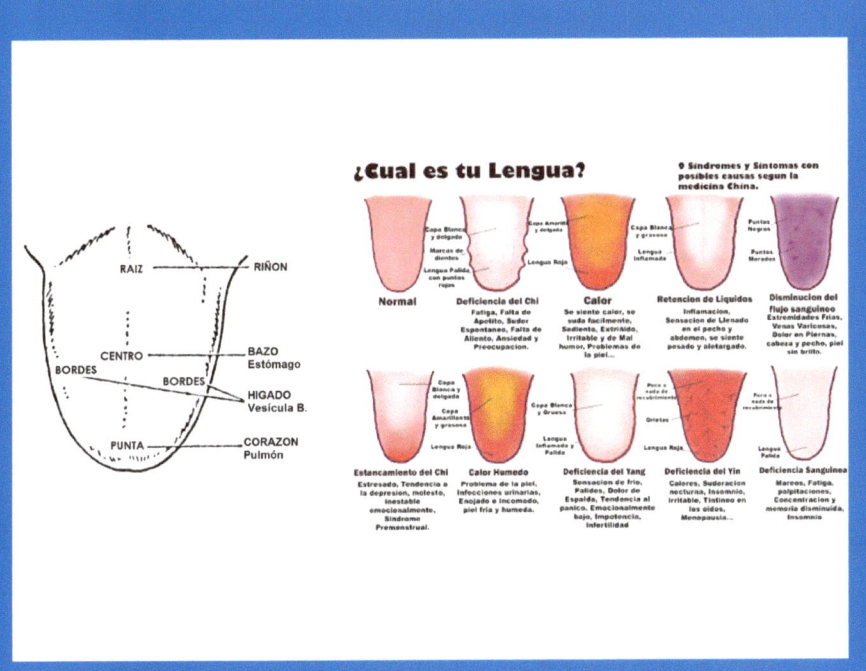

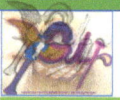

4 ELEMENTOS

1. **INSPECCIÓN**
   - Shen
   - Tinte (color, semblante cara)
   - Cuerpo
   - Lengua
2. **OLOR**
   - fétido, agrio
3. **INTERROGATORIO**
   - Frío/calor
   - Sudoración
   - Dolor
   - Oído
   - Apetito, sabores
   - sueño
   - Heces y orina
   - Menstruaciones
4. **PALPACIÓN PULSO**
   - Velocidad: rápido / lento
   - Fuerza: lleno / vacío
   - Volumen
   - Emplazamiento
   - Forma: deslizante /rasposo

8 REGLAS
1. BIAO-LI (EXTERIOR-INTERIOR)
2. HAN-RE (FRÍO-CALOR)
3. XU-SHI (VACÍO-PLENITUD)
4. YIN-YANG

4 CAPAS
- **La capa Wei** comprende la piel (superficie) y el Pulmón (superficial, con su función de distribución y descenso).
- **La capa Qi** comprende Pulmón, tórax, diafragma (donde puede permanecer la energía perversa), estómago, intestino, vesícula biliar; e incluye todos sus síntomas.

Capas profundas
Trastornos más sustanciales donde se afecta la materia Yin, trastornos a nivel de Xue.
- **La capa Ying** incluye las repercusiones a nivel de Maestro Corazón (Xin Bao, pericardio, lo que envuelve el corazón) y Corazón.
- **La capa Xue** es la capa más profunda. Afecta Corazón, Hígado y Riñón.

GUSTA-NO GUSTA: Alimentacion

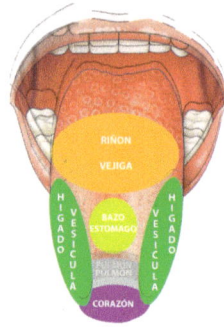

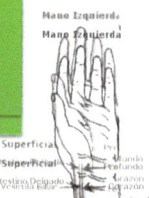
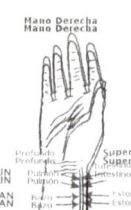

PUNTOS MAESTROS

- **Shenmen:** tranquiliza la mente, disminuye la tensión, dolor, ansiedad, depresión.
- **Simpático:** dolor abdominal, en órganos, espasmos en los músculos, asma, afecciones del equilibrio, produce vasodilatación.
- **Punto cero:** Brinda al Cuerpo un equilibrio homeostático, balancea la energía, hormonas, la actividad cerebral, controla vísceras y órganos a través de los nervios periféricos de los ganglios, promueve la fuerza de voluntad.
- **Maestro Cerebral:** Falta de toma de decisión, ansiedad nerviosa, falta miedo, preocupaciones, desórdenes obsesivo-compulsivo, depresión, irritabilidad, falta concentración, neurastenia, irritabilidad, fatiga, promueve el sueño profundo.
- **Punto Tálamo:** Ansiedad, depresión, recobra la tranquilidad, reduce el dolor crónico, tonifica el cerebro y estimulación sanguínea al cerebro, síntomas abstinencia al tabaco, drogas y alcohol, metabolismo del agua, función interna de órganos.
- **Maestro Sensorial:** Controla el Cerebro, lóbulo parietal, temporal y occipital, reduce las sensaciones táctiles excesivas, desagradables, parestesias táctiles, tinitus, visión borrosa.
- **Endocrino:** Equilibra las hormonas endocrinas, reumatismo, problemas urogenitales, estímulos cerebrales, antiinflamatorio y analgésico, promueve las funciones de absorción y digestión, promueve el metabolismo del agua.
- **Punto Tranquilizante:** Sedación general, ansiedad, hipertensión, stress crónico.
- **Punto Oscilador:** Equilibra los hemisferios cerebrales, dualidad, lado izquierdo y derecho del cerebro, dislexia, hiperactividad, problemas para aprendizaje, TDA, y reacción inusual a medicamentos.

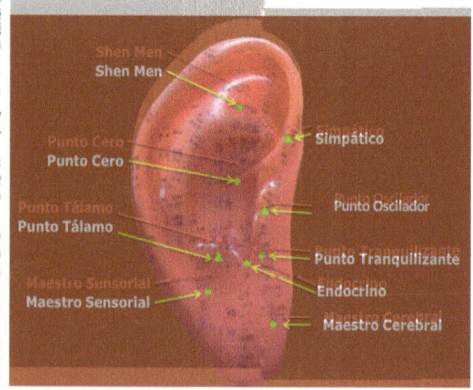

PUNTOS ORGÁNICOS

- Bazo
- Hígado
- Riñón
- Pulmón
- Corazón
- Estómago
- Vejiga
- Vesícula biliar
- Intestino grueso
- Intestino delgado

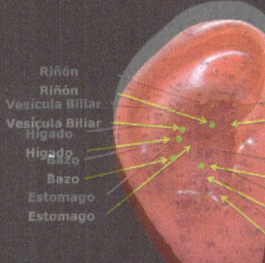

Riñón
Vesícula Biliar
Hígado
Bazo
Estómago
Intestino Delgado
Pulmón
Corazón
Triple Calentador

PUNTOS DE REFUERZO

- Relajación muscular.
- Cerebro
- Corriente de viento
- San Jiao o Triple calentador.
- Nervio Ciático
- Analgesia dental
- Nervio Trigémino

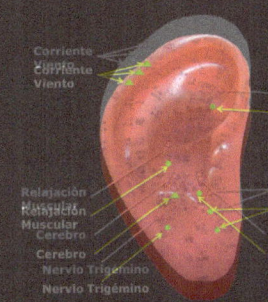

Corriente
Viento
Nervio Ciático
Relajación Muscular
Cerebro
Nervio Trigémino
Analgesia Dental
Triple Calentador

PUNTOS FUNCIONALES

- **Punto Subcortex**: Regula la excitación y la inhibición cerebral, su estimulación tranquiliza la mente y contribuye a recuperar la conciencia. Se utiliza en todos los desequilibrios que tienen que ver con las funciones del cerebro.

- **Glándula Suprarrenal**: Mantiene en equilibrio la actividad de la glándula, regula la secreción de adrenalina y cortisol, actúa como anti alérgico, anti reumático, anti infeccioso, estimula el aparato respiratorio y disminuye las crisis asmáticas.

- **Glándulas de secreción interna**: Regula las funciones de las glándulas del cuerpo como hipófisis, tiroides, paratiroides, timo, ovarios, testículos, páncreas. Se utiliza como complemento importante para alteraciones metabólicas, alergias, procesos infecciosos, enfermedades de la mujer, acumulación de humedad en el cuerpo y enfermedades reumáticas.

- **Triple Calentador**: Regula la circulación de la energía y la sangre para que esta sea uniforme en el cuerpo

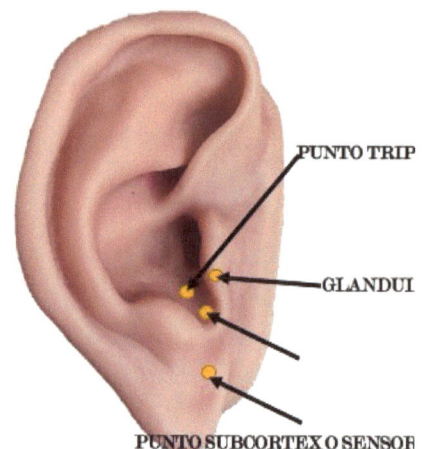

PUNTOS DE REFUERZO O ESPECIFICOS

- Estreñimiento,
- hipertensión,
- punto de la sed,
- ansiolítico,
- hepatitis,
- ciática,
- asma,
- alcoholismo,
- punto del hambre,
- punto para elevar presión arterial,
- hemorroides,
- ápice de la oreja,
- pancreatitis,
- cirrosis,
- bronquitis,
- corriente de viento
- tuberculosis,
- mutismo,
- agresividad,
- deseo sexual,
- mareo,
- vitalidad,
- manía,
- depresión,
- compulsión sexual,
- memoria.

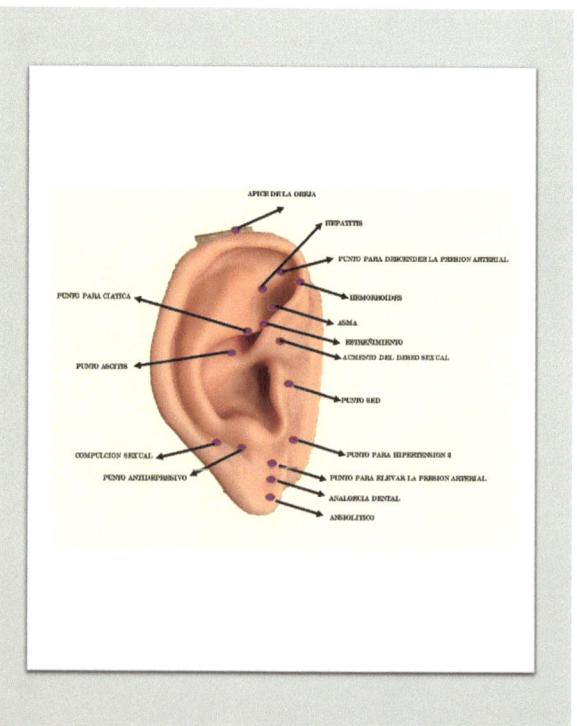

PUNTOS REGIONALES

- ABDOMEN
- PECHO
- CADERA
- MANO
- OJO
- FRENTE
- MAXILAR
- TOBILLO
- URETRA
- ANO
- CODO
- CUELLO
- NARIZ EXTERNA
- GARGANTA
- BOCA
- LENGUA

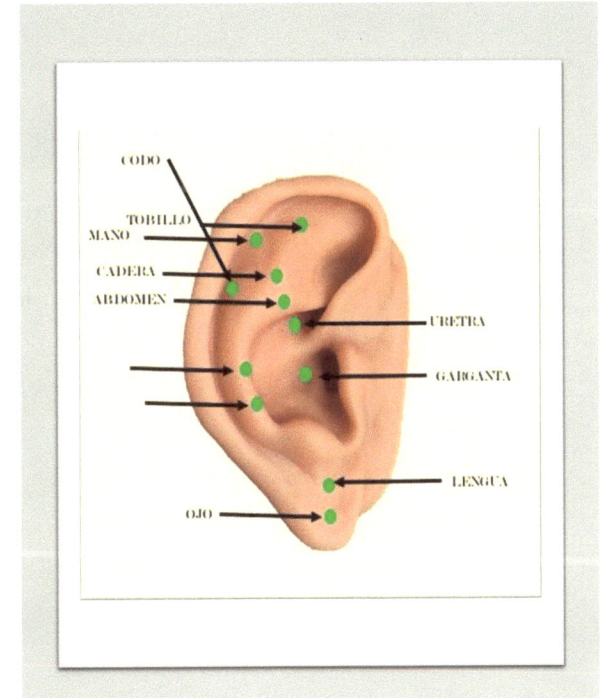

ENFERMEDAD	SELECCIÓN DE PUNTOS
CEFALEA	SUBCORTEX, FRENTE, OCCIPUCIO, TAIYANG
HIPERTENCION	SURCO HIPOTENSOR, CORAZON, SHENMEN
INSOMNIO	SHENMEN, CORAZON, FRENTE, OCCIPUCIO, SUBCORTEX
HISTERIA	CORAZON, SUBCORTEX
GASTRALGIA	ESTOMAGO, DUODENO, NERVIO SIMPATICO, RAIZ DEL NERVIO VAGO, ABDOMEN
HIPO	DIAFRAGMA
DIARREA, CONSTIPACION	INTESTINO GRUESO, PARTE INFERIOR DEL RECTO, BAZO NERVIO SIMPATICO
ASMA	PUNTO DE ASMA, PULMON, ADRENAL
MALARIA	ADRENAL, SUBCORTEX, ENDOCRINO
ESGUINCE AGUDO O CONTUCION	ZONA AURICULAR CORRESPONDIENTE A LA LESION, SHENMEN, PUNTO DOLOR MUSCULAR
TORTICOLIS	CUELLO, VERTEBRA CERVICAL, PUNTO DOLOROSO ALREDEDOR DE HOMBRO Y CLAVICULA.
CIATICA	NERVIO CIATICO, CADERA, SHENMEN, SUBCORTEX
APENDICITIS AGUDA Y SIMPLE	APENDICE, INTESTINO GRUESO, NERVIO SIMPATICO
ORQUITIS AGUDA	TESTICULOS, GENITALES EXTERNOS, HIGADO
DISMENORREA	UTERO, ENDOCRINO, HIGADO
ENURESIS, RETENCION DE ORINA	VEJIGA, RIÑON, URETRA
HERPES ZOSTER	PUNTO DE AURICULO ZONA AFECTADA, PULMON
URTICARIA	PULMON, HIGADO, BAZO
CONJUTIVITIS	OJOS, HIGADO, OJO1, OJO2
PROBLEMAS AUDITIVOS	OIDO INTERNO, RIÑON
MAXILAR	MAXILAR, ESTOMAGO, VESICULA BILIAR, INTESTINO DELGADO Y BOCA
TORAX	TORAX, PILMON, CORAZON, ESTOMAGO, BAZO, RIÑON, ESOFAGO, COLUMNA TORAXICA, VB, SANJIAO
ABDOMEN	REGION EPIGASTRICA, ESTOMAGO, ABDOMEN, BAZO, HIGADO, VB, DUODENO, ID, IG,

OBESIDAD

- 7 - Ansiedad-Neurastenia-Anestesia.
- 18 - Hambre.
- 22 - Sistema. Endocrino-Sec. interna.
- 45 - Tiroides.
- 51 - Nervio simpático-SNV.
- 55 - Shenmen-Energía mental-Nervios.
- 86 - Ano-Cardias orificio.
- 87 - Estómago.
- 89 - Intestino delgado.
- 95 - Riñones.
- 98 - Hígado.

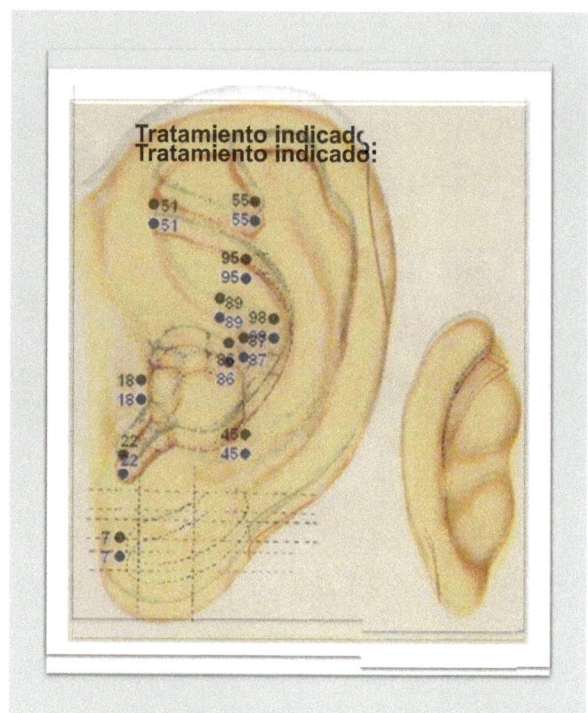

Tratamiento indicado:

HIPERTENSIÓN

- 7 - Ansiolítico-Anestesia
- 19 - Hipotensor
- 51 - Simpático
- 55 - Shenmen-Energía mental
- 59 - Hipotensor
- 100 - Corazón
- 105 - Surco hipotensor-Rev. oreja
- 121 - Hipotensor-Rev. oreja
- 130 - Bajar tensión.
- 132 - Ápice de oreja-Sangrar Hélix.

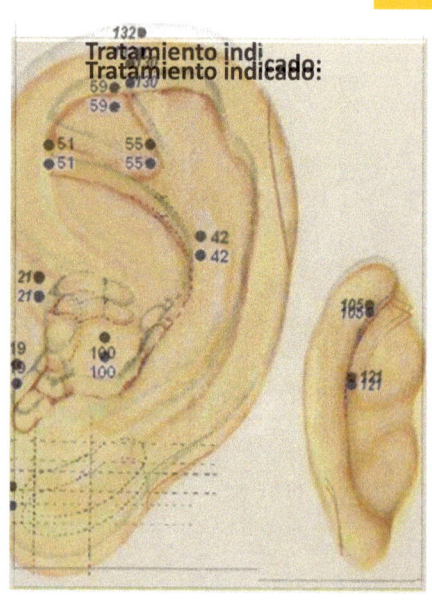

Tratamiento indicado:

Diabetes

Tratamiento indicado:

- 22 - Endocrinas.
- 28 - Subcórtex-encéfalo.
- 29 - Tallo cerebral-cerebelo.
- 51 - Simpático.
- 55 - Shenmen - energía mental.
- 95 - Riñones.
- 96 - Páncreas - Bilis - Vesícula.
- 98 - Bazo-bilis

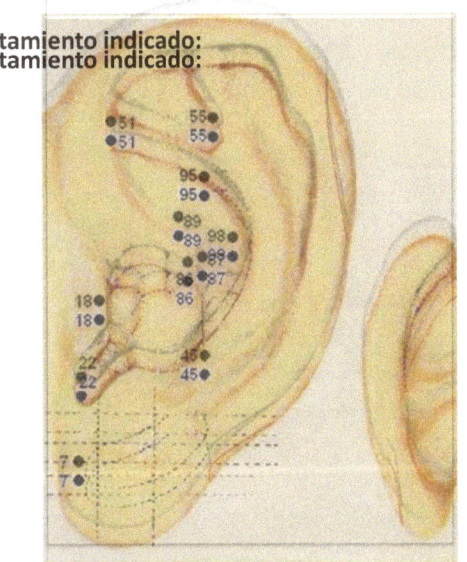

PRÁCTICA Nº 1 ASMA

- Puntos maestros:
- Puntos orgánicos:
- Puntos funcionales:
- Puntos regionales:

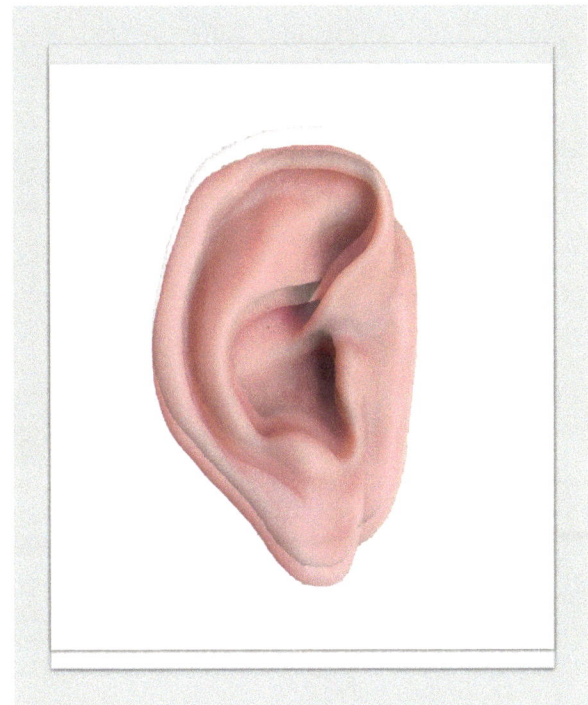

Práctica nº 2 SINDROME caída del Qi de bazo

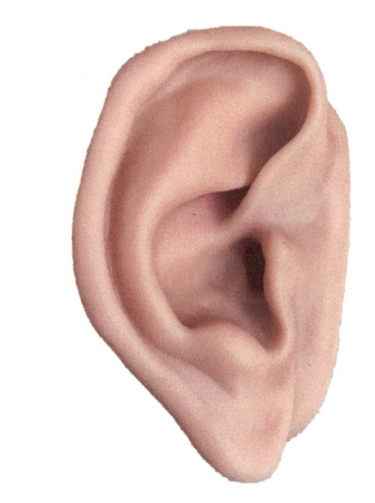

- Puntos maestros:
- Puntos orgánicos:
- Puntos funcionales:
- Puntos regionales:

Práctica nº 3 SINDROME DE FUEGO DE HIGADO

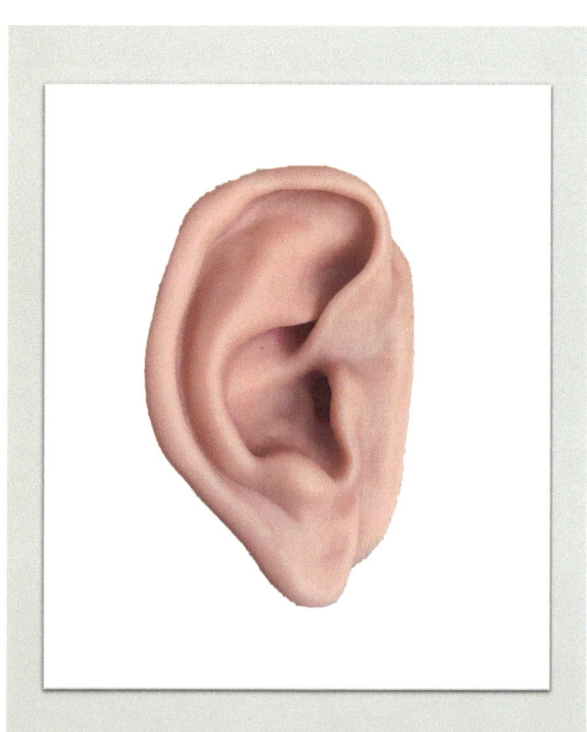

- Puntos maestros:
- Puntos orgánicos:
- Puntos funcionales:
- Puntos regionales:

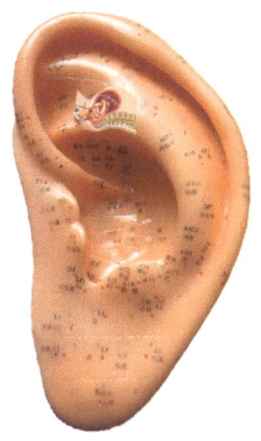 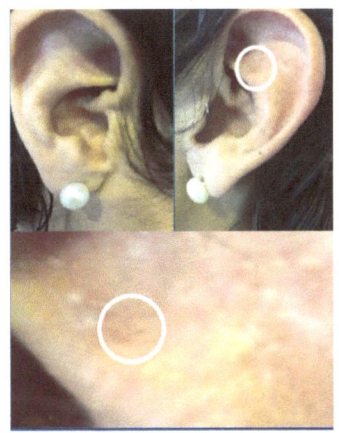

DIAGNÓSTICO DE Embarazo 3-4 semanas

Diagnóstico de Embarazo de 17 semanas

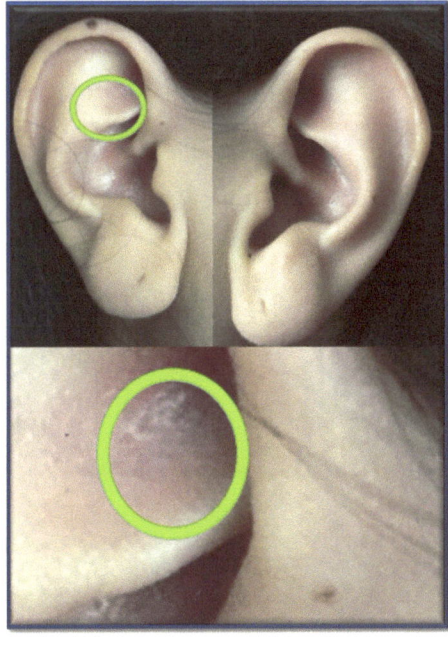

EMBARAZO Método IN VITRO 1 SEMANA

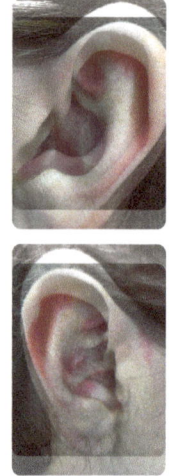
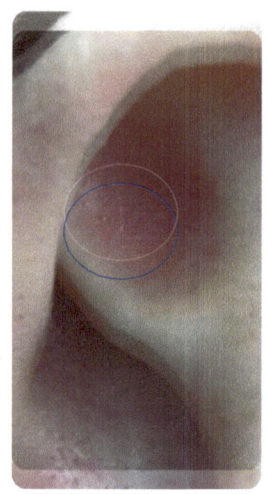

Helix

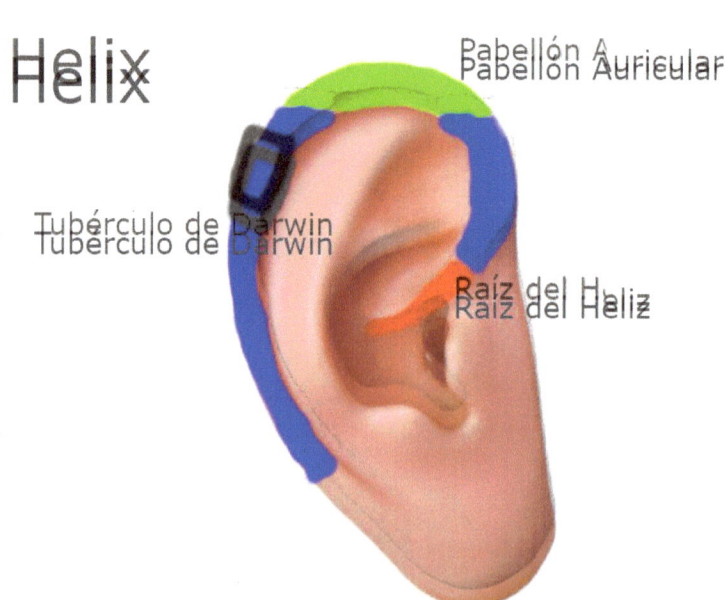

Pabellón Auricular

Tubérculo de Darwin

Raíz del Heliz

1: Punto Cero

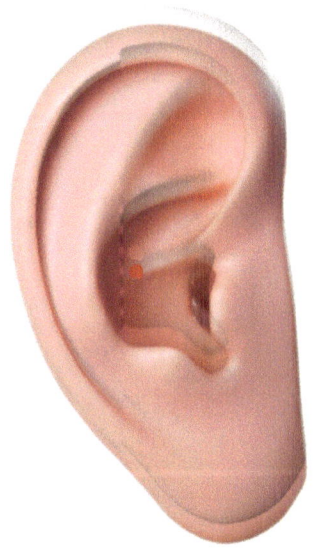

Para abrir sistemas, cuando trabajamos aparatos o sistemas completos como respiratorio, digestico, circulatorio, etc.

2: Diagragma

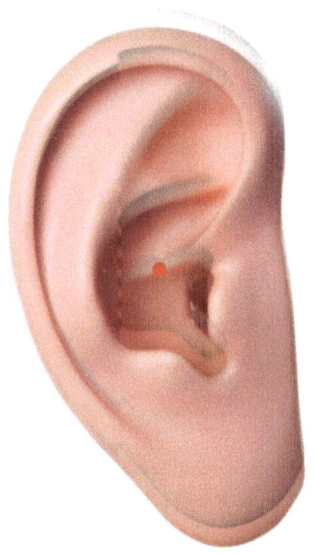

Se utiliza cuando existe una contractura o espasmo muscular en este músculo.

Se puede usar para dificultad para respirar

Para Hipo

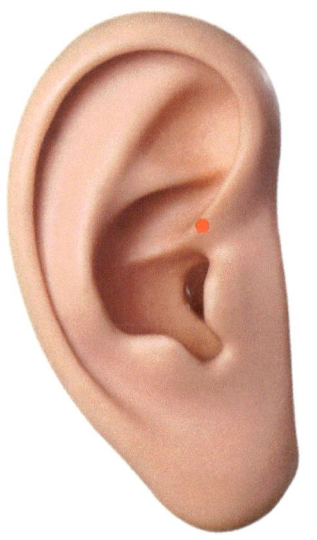

3. Recto (Hemorroides)

Ayuda a desinflamar las hemorroides y disminuye la sensación de comezón, dolor ó ardor.

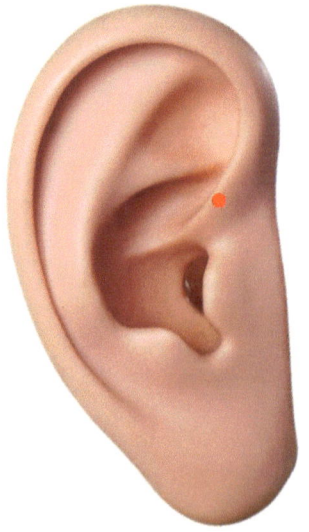

4. Uretra

Ardor al orinar e incontinencia.

5. Genitales externos

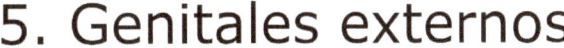

Para dolor en genitales externos, varicocele testicular y bartolinitis

6. Vertice anterior del Helix

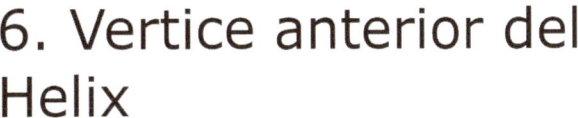

Para problemas emocionales y psicológicos

7: Vértice del pabellón Auricular

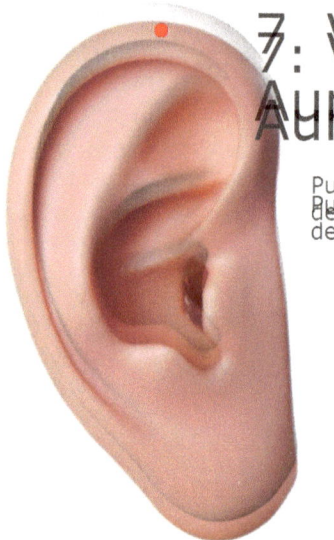

Punto de alarma, para hacer sangrías en casos de hipertensión, dolor agudo y fiebre:

8: Amígdala 1

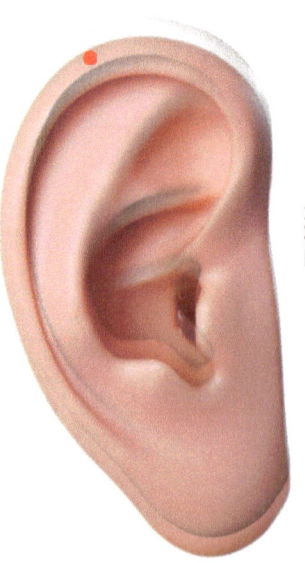

Se emplea para sacar calor patógeno y para hipertensión, amigdalitis y fiebre

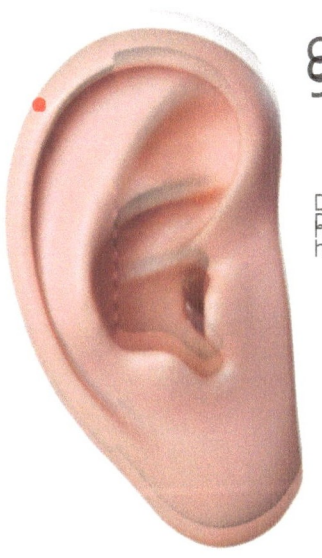

9: Yang de hígado 1

Dispersa el calor de hígado, hepatits crónica y hepatitis epidémica.

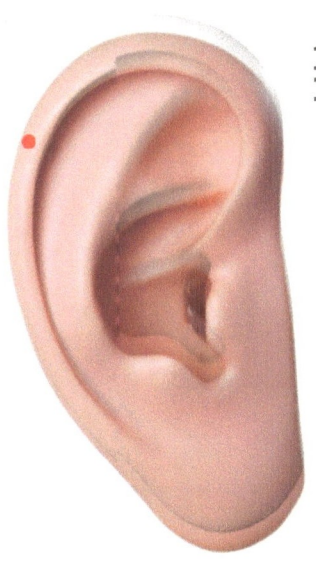

10: Hélix 1

Se emplea para sacar calor patógeno y para hipertensión, amigdalitis y fiebre

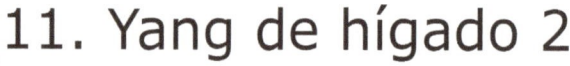

11. Yang de hígado 2

Dispersa el calor de hígado, hepatits crónica y hepatitis epidémica.

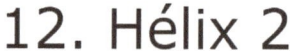

12. Hélix 2

Se emplea para sacar calor patógeno y para hipertensión, amigdalitis y fiebre

13. Hélix 3

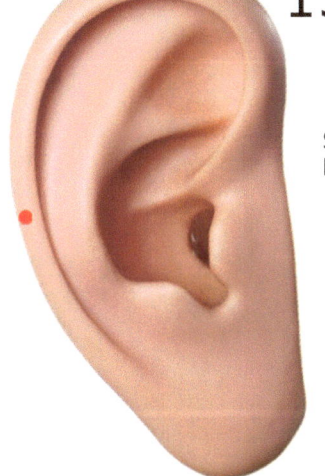

Se emplea para sacar calor patógeno y para hipertensión, amigdalitis y fiebre

14. Amígdalas 2

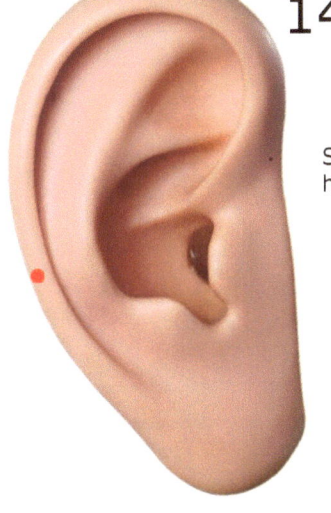

Se emplea para sacar calor patógeno y para hipertensión, amigdalitis y fiebre

15: Helix 4

Se emplea para sacar calor patógeno y para hipertensión, amigdalitis y fiebre

16: Rinitis

Para rinitis, gripa, y sinusitis:

Fosa Escafoidea

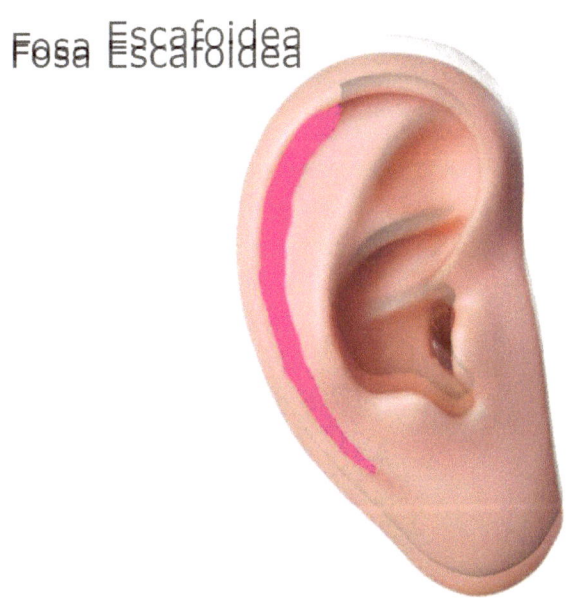

17: Apéndice 1

Los puntos apéndice se emplean para diarreas bacterianas, epidémicas, inflamación pélvica aguda y es muy doloroso en la apendicitis

18. Muñeca

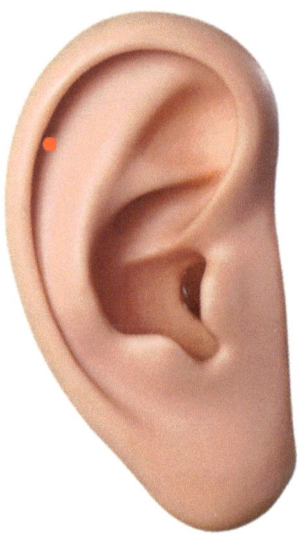

Para dolor en tunel del carpo y cualquier afección en la muñeca

19. Dedos de las manos

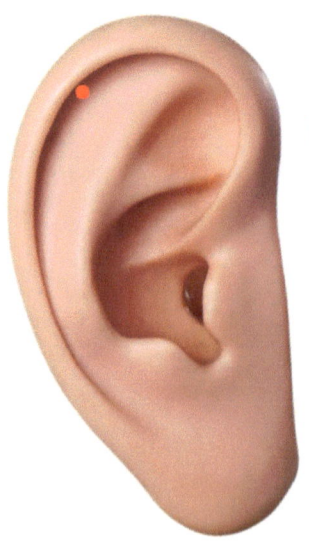

Para dolor en las manos, artritis reumatoide, Heberder y Buchard

20. Migraña

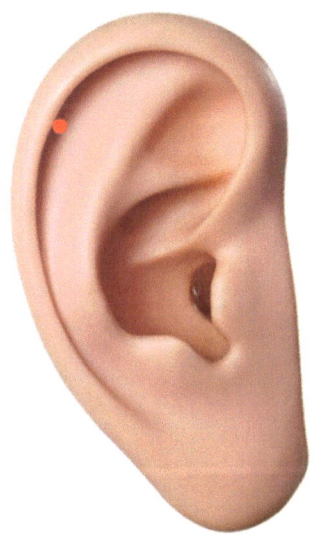

Para dolor de cabeza y migraña

21. Urticaria

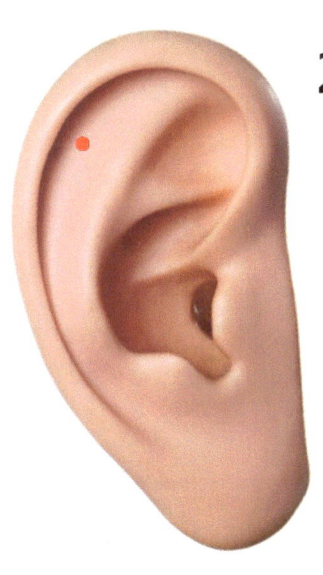

Para alergias en la piel, dermatits y comezón

22: Codo

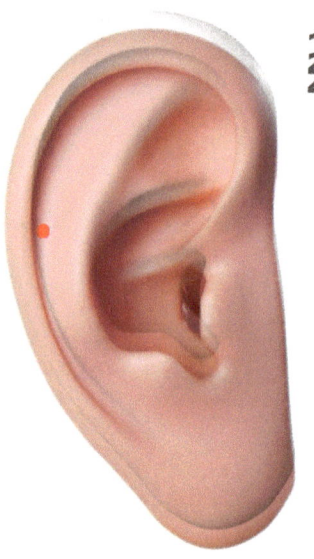

Dolor del codo (codo del tenista)

23: Apéndice 2

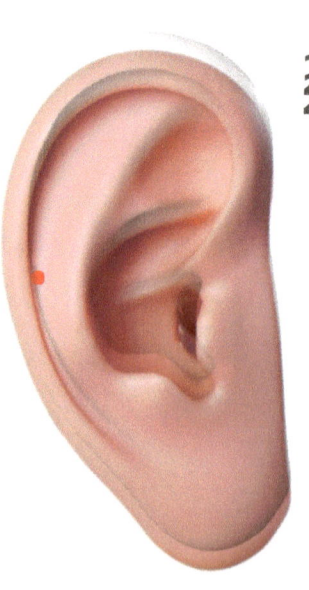

Se emplea para sacar diarreas bacterianas, epidémicas, inflamación pélvica aguda y es muy doloroso en apendicitis:

24: Hombro

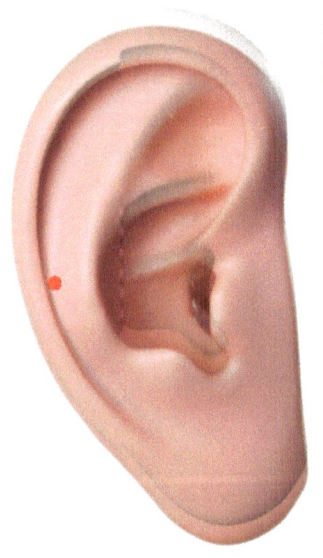

Para dolor de hombro

25: Clavícula

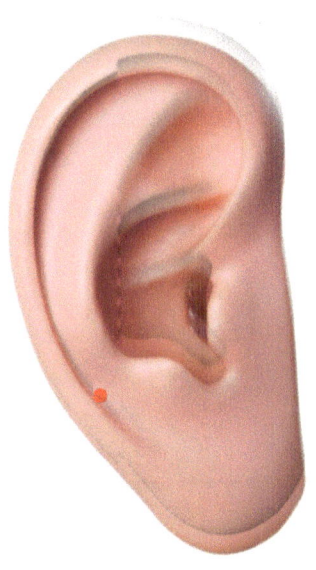

Para dolor en la zona de la clavícula

26. Articulación Escápulo humeral

Para dolor y limitación en manguito rotador

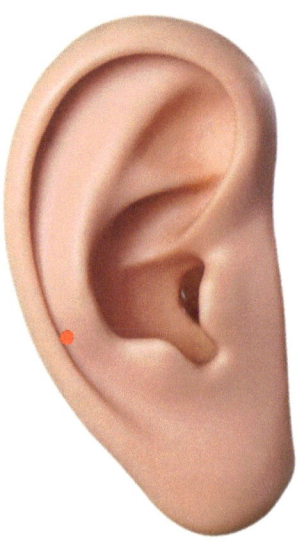

27. Apéndice 3

Se emplea para diarreas bacterianas, epidémicas, inflamación pélvica aguda y es muy dolorosa en apendicitis

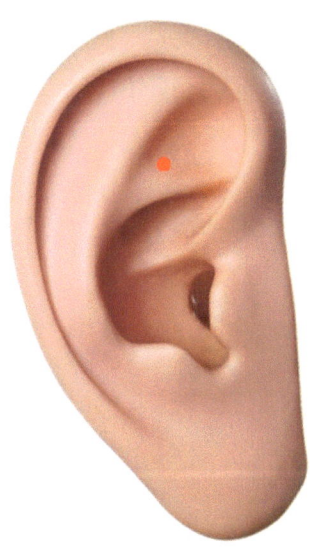

28. Shenmen

Diversos solores, transtorno del sueño, síntomas de transtorno nervioso y ansiedad.

Es la puerta del espíritu

Es la estrada al sistema nervioso.

Siempre se usa

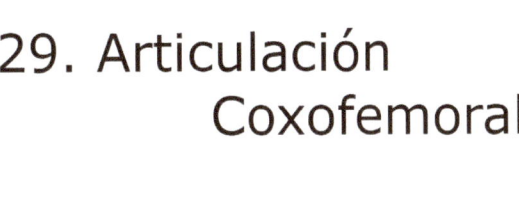

29. Articulación Coxofemoral

Punto que sirve para dolor, inflamación de la cadera

30: Estreñimiento

Punto que activa el peristaltismo intestinal

31: Simpático (Sistema Nervioso Vegetativo)

Dolores en cualquier víscera, palpitaciones y sudoración. Auxiliar para sistema nervioso alterado e insomnio.

32: Útero

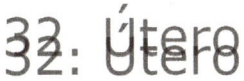

Impotencia, leucorrea, menstruación irregular y disminorrea

33: Hipotensor

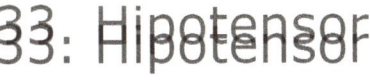

Para bajar la presión arterial

34. Asma

Para aliviar los síntomas del asma

35. Hepatitis

Inflamacón hepática crónica ó aguda

36. Calcáneo

Para dolor del talón o espolón calcáneo

37. Dedos de los pies

Para dolor en los dedos de los pies

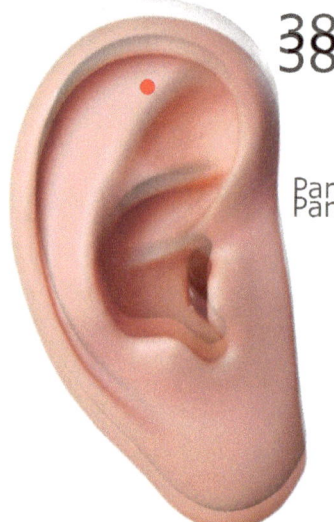

38: Tobillo

Para dolor en los tobillos

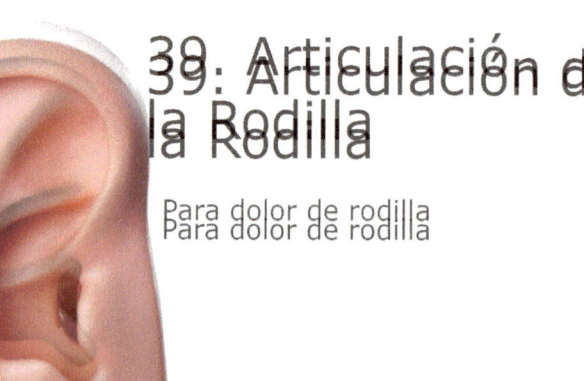

39: Articulación de la Rodilla

Para dolor de rodilla

40: Cadera

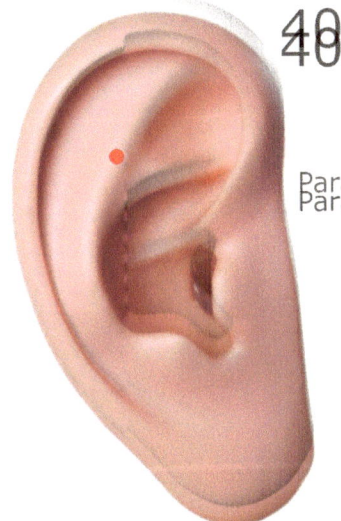

Para dolor de cadera

41: Control térmico

Fiebre e hipotermia

42. Rodilla

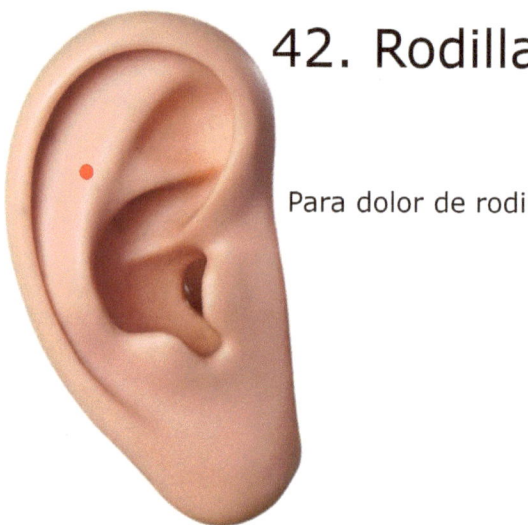

Para dolor de rodilla

43. Cintura

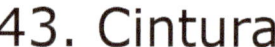

Para dolor de Espalda baja

44. Glúteo

Para dolor de Glúteo

45. Nervio Ciático

Para dolor del Nervio Ciático

46: Pelvis ósea

Para dolor de pelvis ósea

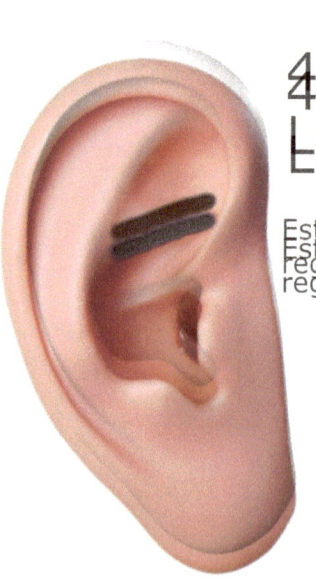

47: Región Lumbo-sacra-coxigea

Estimula los pares nerviosos de esa región

48: Vértebras torácicas

Estimula los pares nerviosos de esa región

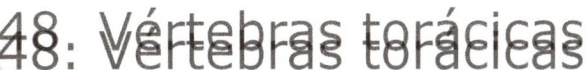

49: Vértebras Cervicales

Estimula los pares nerviosos de esa región

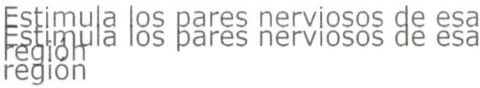

50. Abdomen

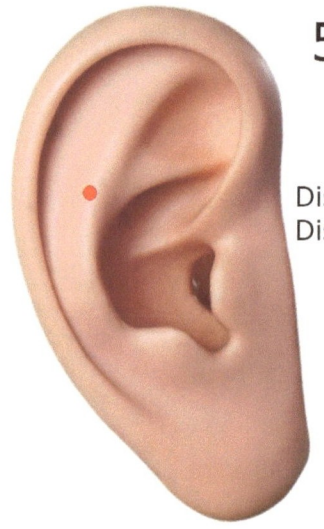

Distención y dolor abdominal.
Disminorrea y cólicos menstruales

51. Torax

Solor Toráxico, neuralgia intercostal y
plenitud de torax

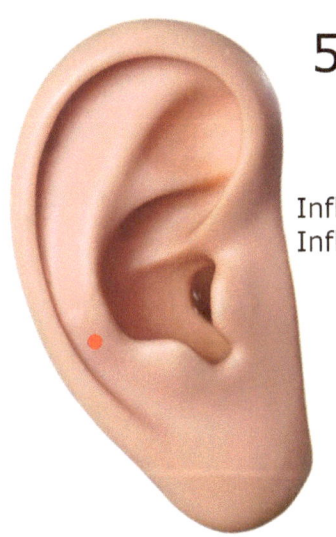

52. Cuello

Inflamación de cuello, tortícolis.
Inflamación de la tiroides.

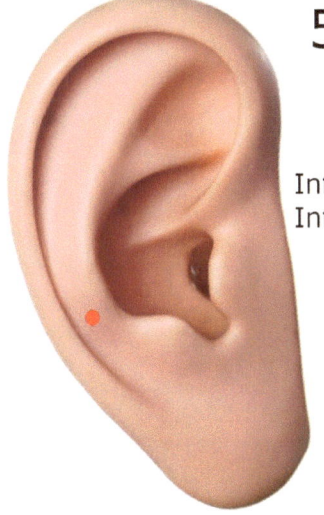

52. Cuello

Inflamación de cuello, tortícolis.
Inflamación de la tiroides.

54: Mamas

Dolor en senos, insuficiencia láctea:

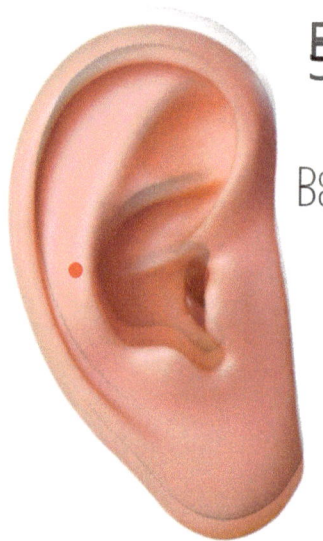

Puntos auriculares Hemiconcha superior e inferior

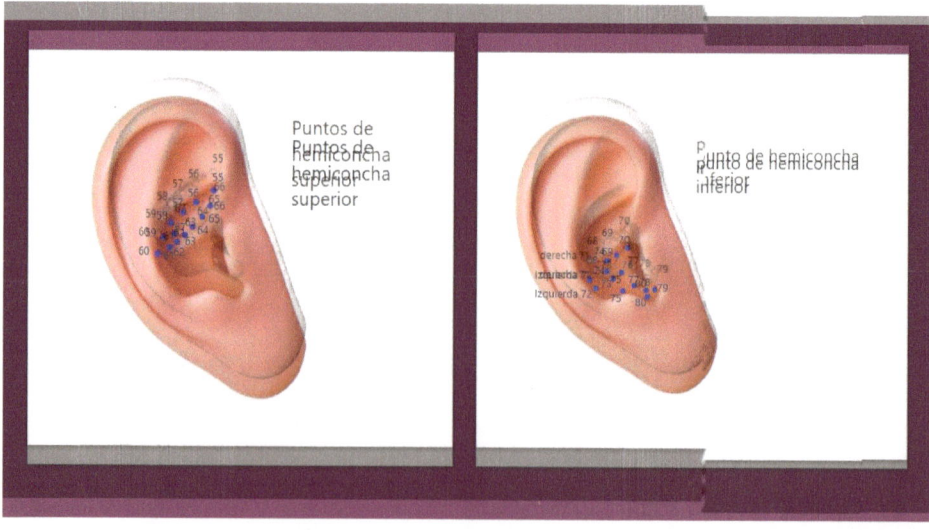

Puntos de hemiconcha superior

Punto de hemiconcha inferior

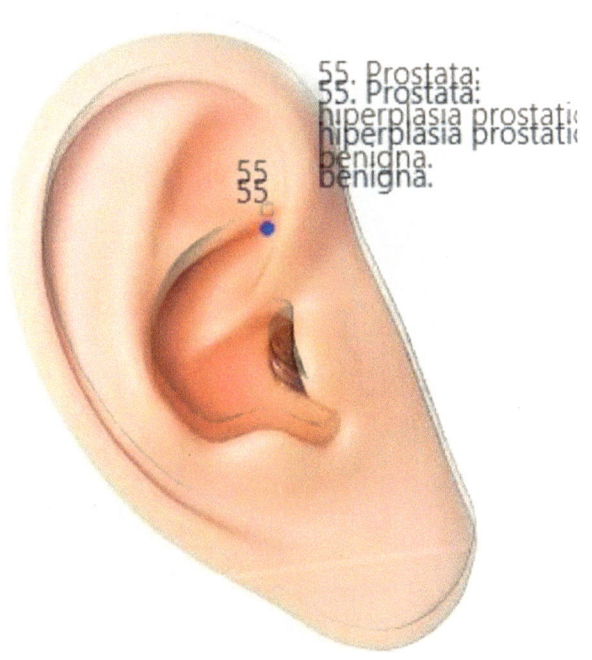

55. Próstata: hiperplasia prostática benigna.

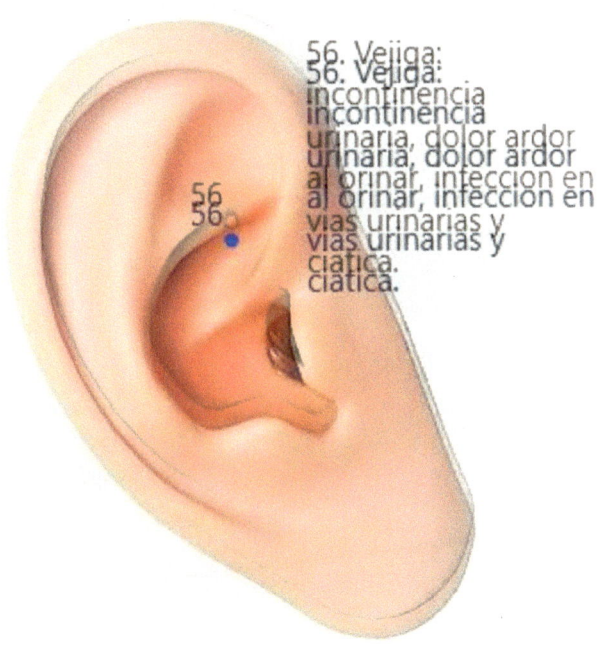

56. Vejiga: incontinencia urinaria, dolor ardor al orinar, infección en vías urinarias y ciática.

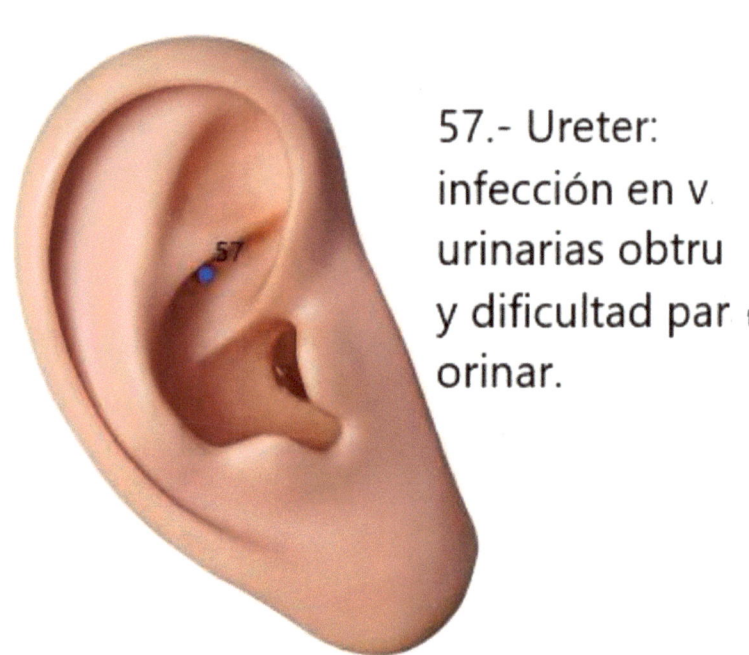

57.- Ureter: infección en v urinarias obtru y dificultad par orinar.

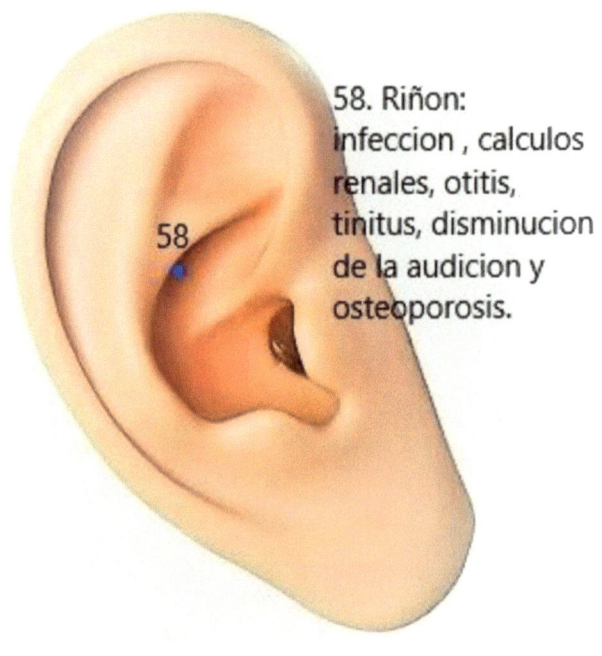

58. Riñon: infeccion, calculos renales, otitis, tinitus, disminucion de la audicion y osteoporosis.

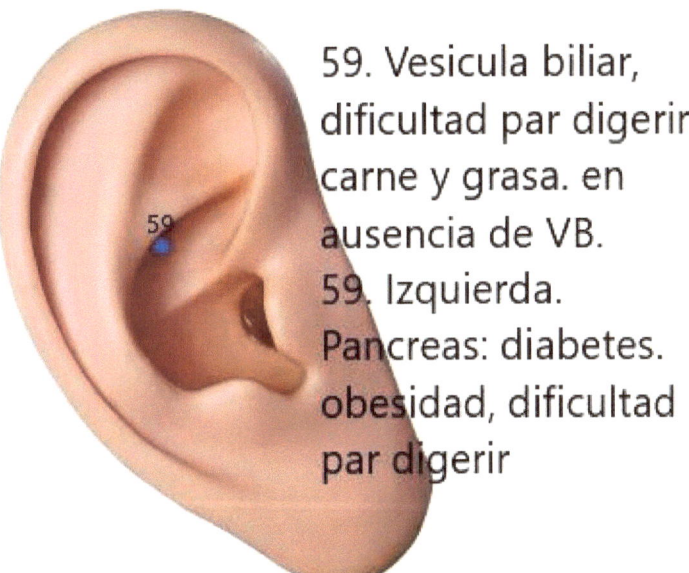

59. Vesicula biliar, dificultad par digerir carne y grasa. en ausencia de VB. 59. Izquierda. Pancreas: diabetes. obesidad, dificultad par digerir

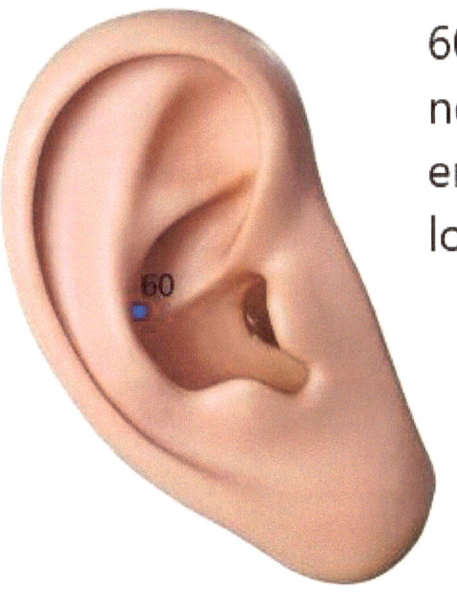

60. Higado: neuralgia, enfermedades de los ojos, hepatitis.

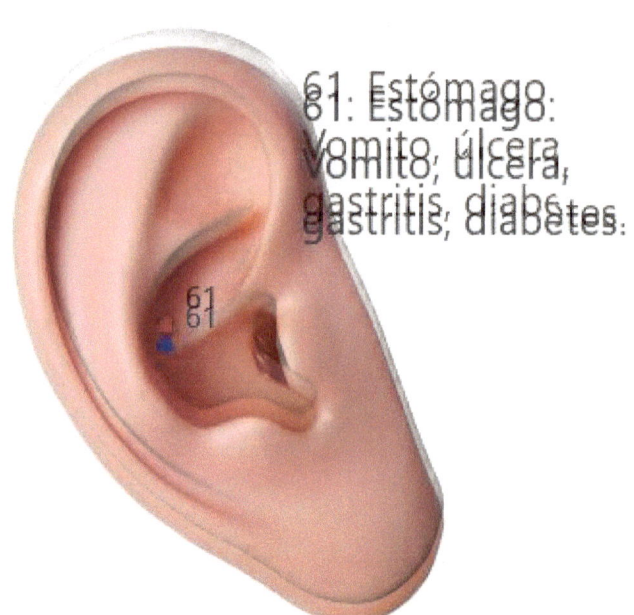

61: Estómago: vómito, úlcera, gastritis, diabetes.

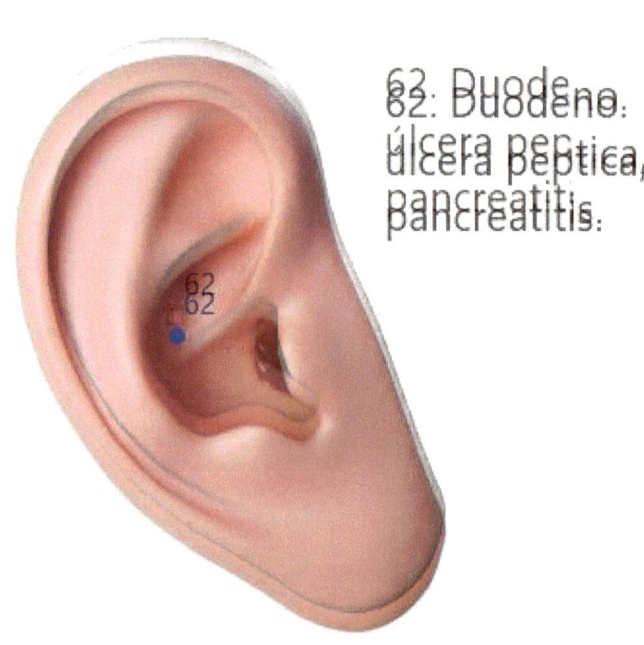

62: Duodeno: úlcera péptica, pancreatitis.

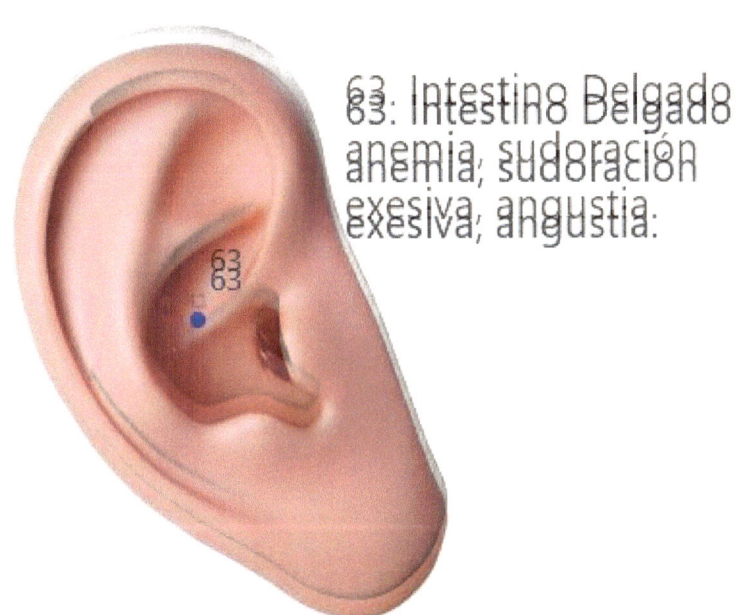

63: Intestino Delgado
anemia, sudoración exesiva, angustia.

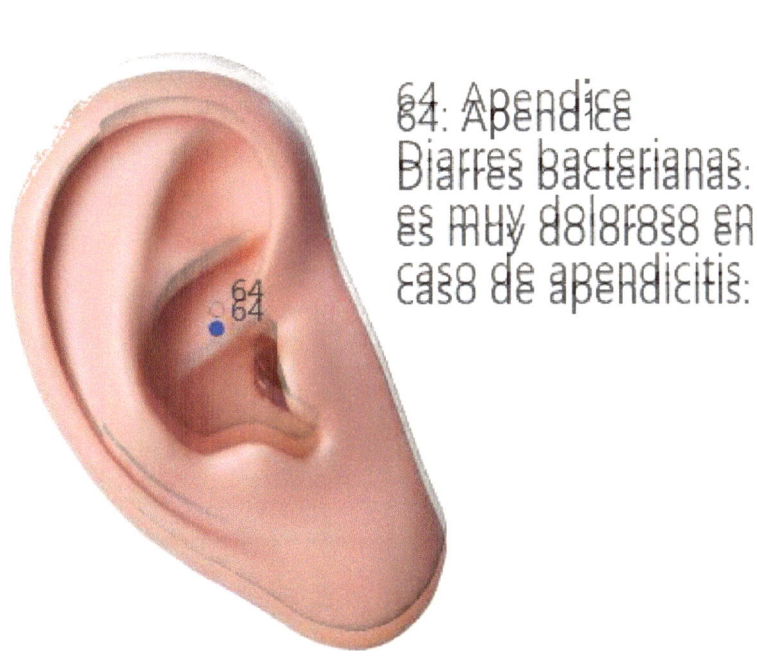

64: Apendice
Diarres bacterianas, es muy doloroso en caso de apendicitis.

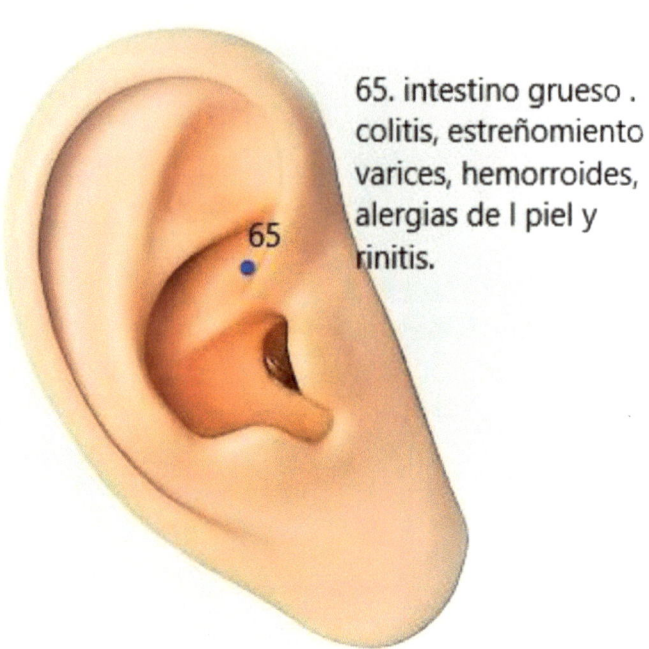

65. intestino grueso. colitis, estreñomiento varices, hemorroides, alergias de l piel y rinitis.

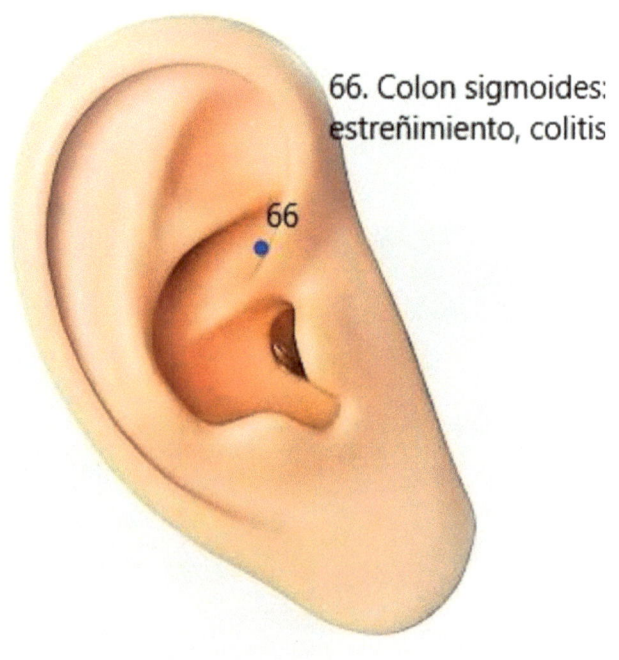

66. Colon sigmoides: estreñimiento, colitis

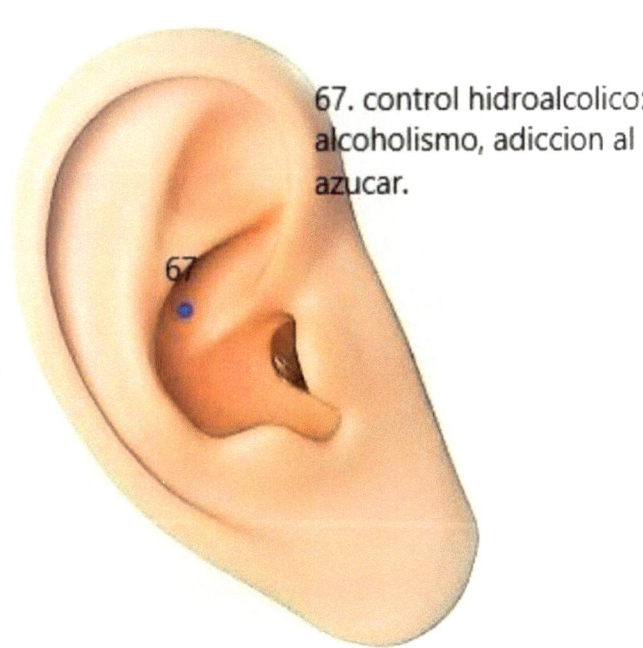

67. control hidroalcolico: alcoholismo, adiccion al azucar.

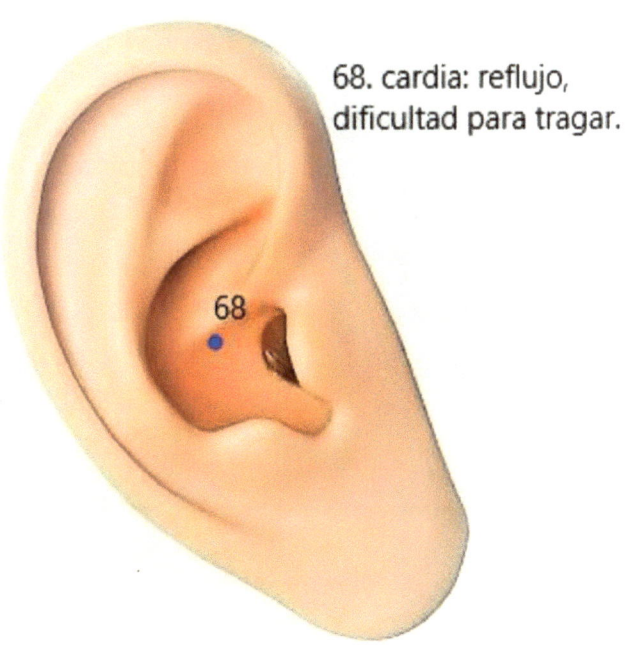

68. cardia: reflujo, dificultad para tragar.

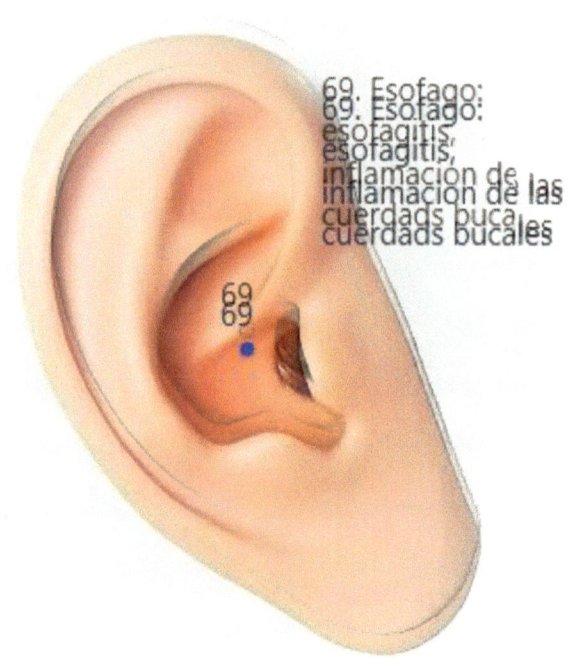

69. Esófago: esofagitis, inflamación de las cuerdads bucales

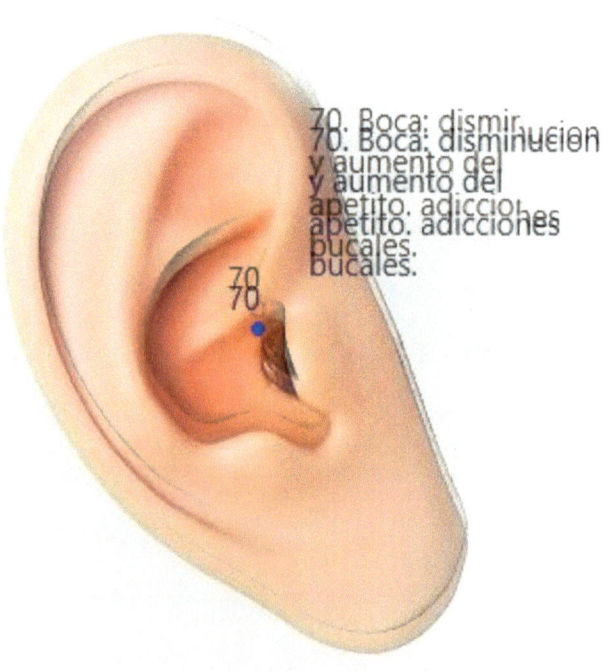

70. Boca: disminución y aumento del apetito. adicciones bucales.

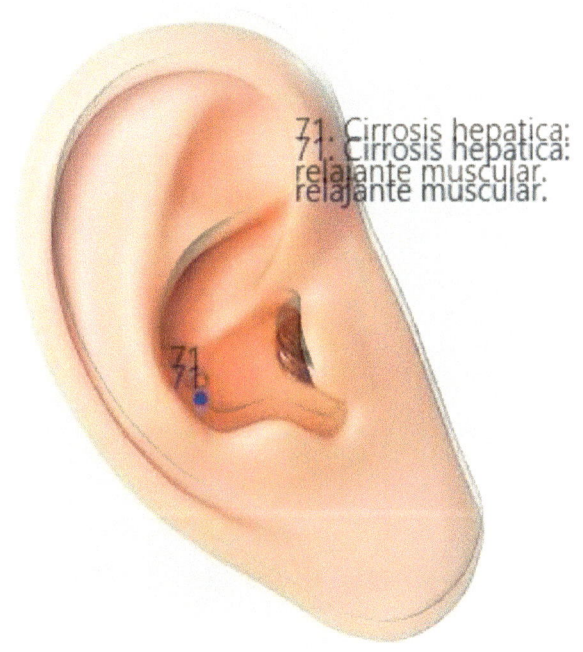

71. Cirrosis hepática: relajante muscular.

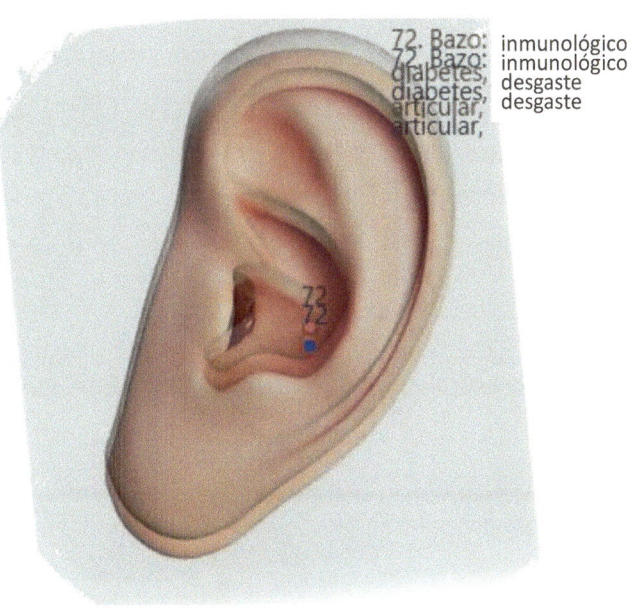

72. Bazo: inmunológico, diabetes, desgaste articular.

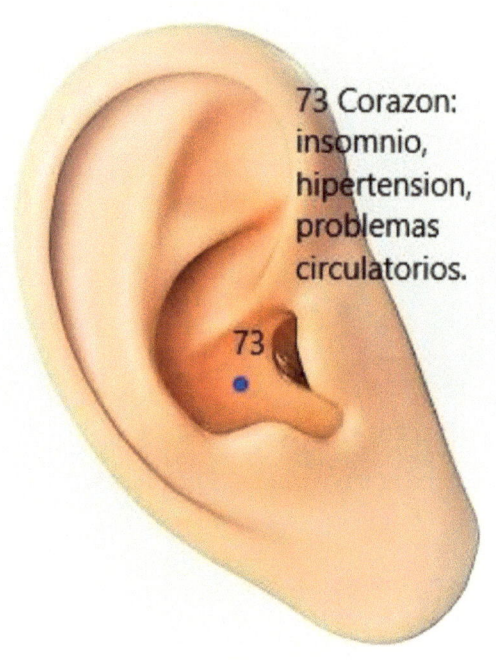

73 Corazon: insomnio, hipertension, problemas circulatorios.

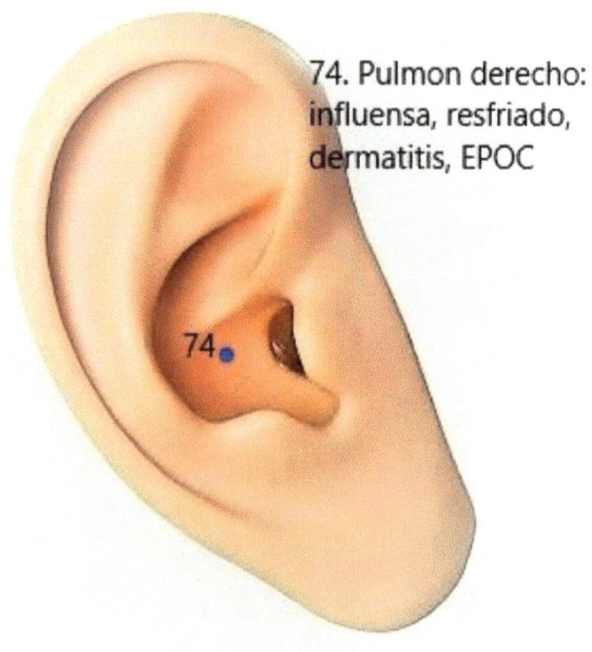

74. Pulmon derecho: influensa, resfriado, dermatitis, EPOC

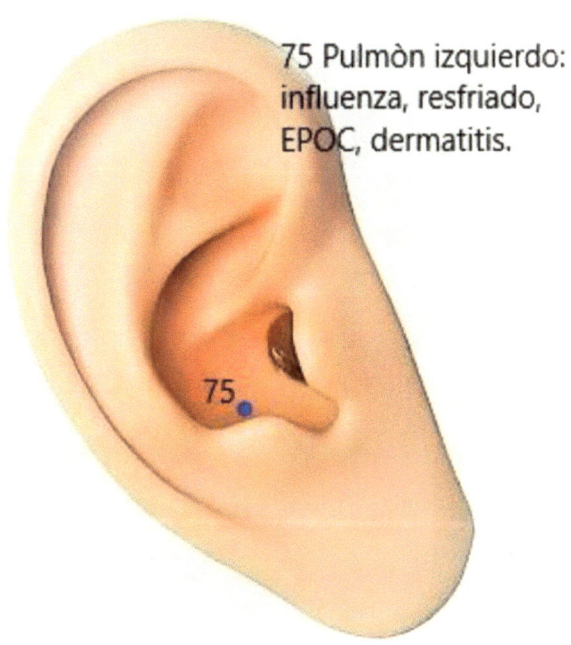

75 Pulmòn izquierdo: influenza, resfriado, EPOC, dermatitis.

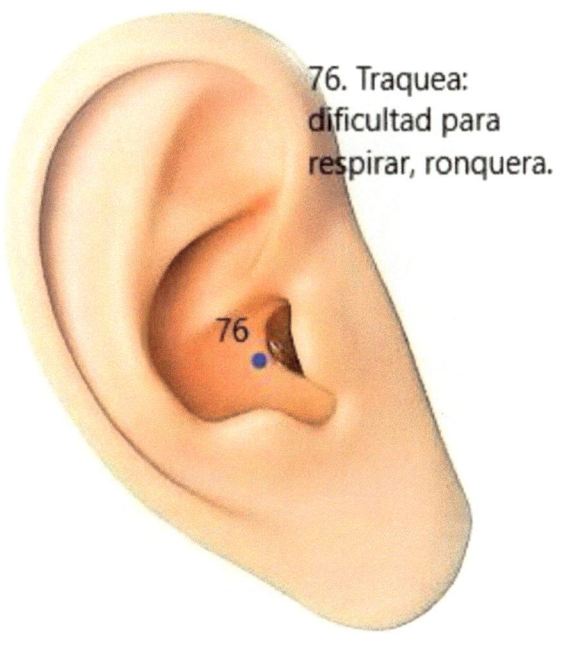

76. Traquea: dificultad para respirar, ronquera.

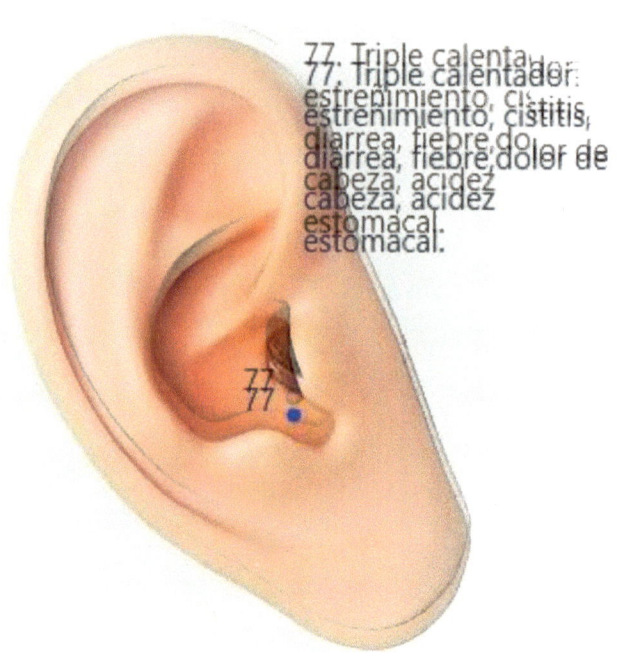

77. Triple calentador: estreñimiento, cistitis, diarrea, fiebre, dolor de cabeza, acidez estomacal.

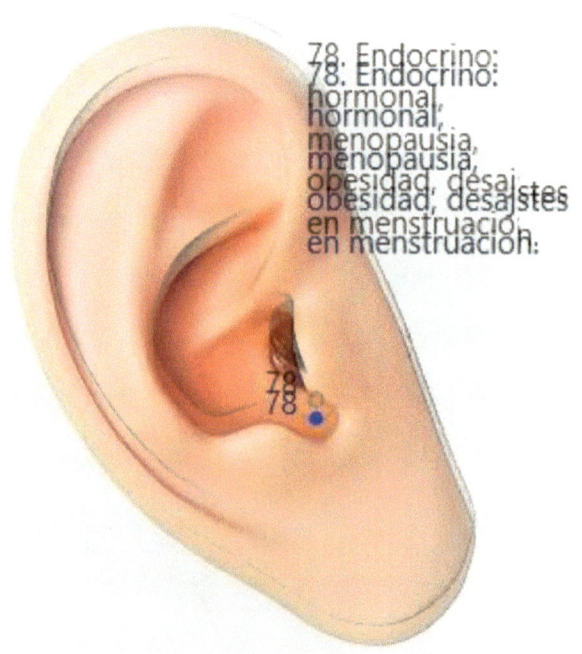

78. Endocrino: hormonal, menopausia, obesidad, desajustes en menstruación.

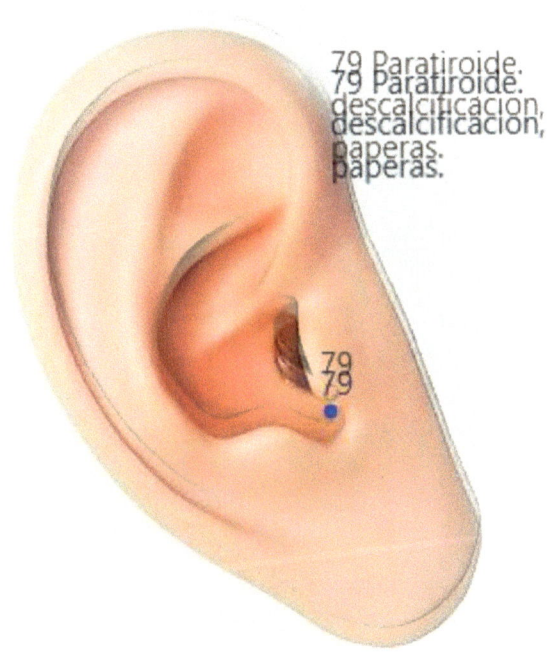

79 Paratiroide: descalcificación, paperas.

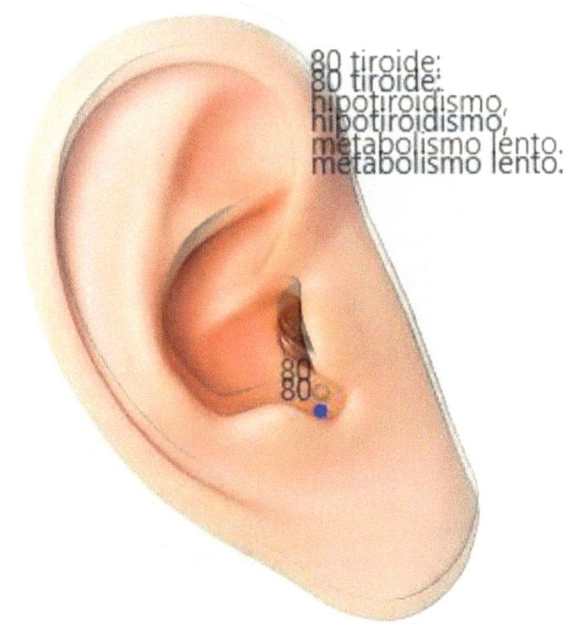

80 tiroide: hipotiroidismo, metabolismo lento.

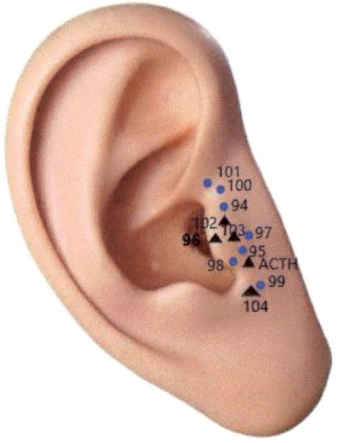
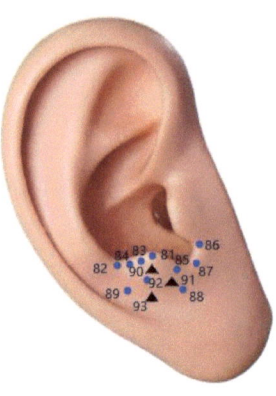
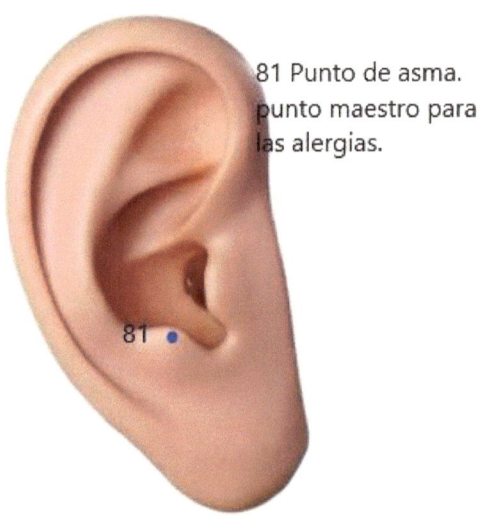

81 Punto de asma, punto maestro para las alergias.

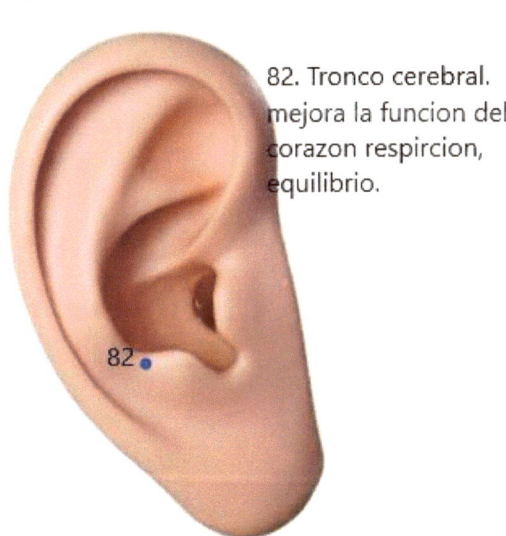

82. Tronco cerebral. mejora la funcion del corazon respircion, equilibrio.

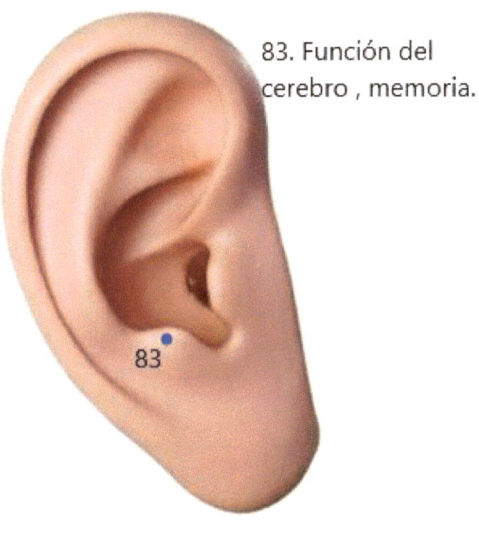

83. Función del cerebro, memoria.

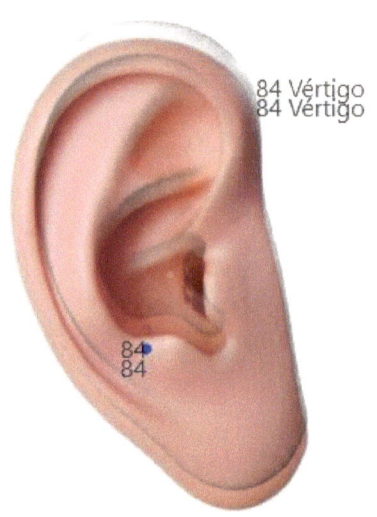

84 Vértigo

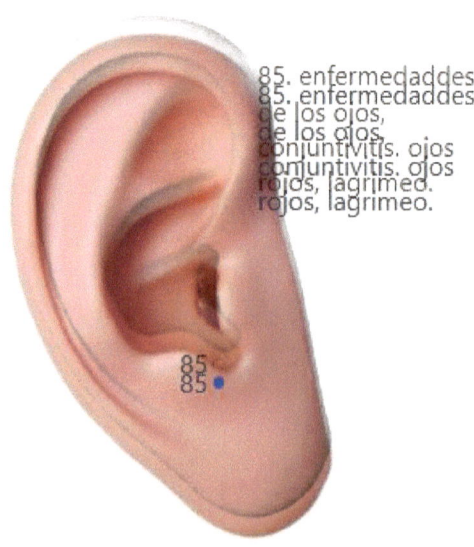

85. enfermedaddes de los ojos, conjuntivitis. ojos rojos, lagrimeo.

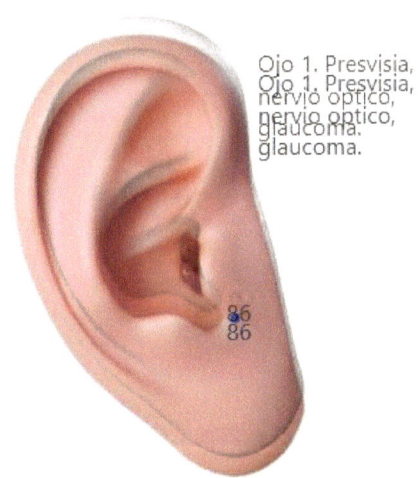

86 Ojo 1. Presvisia, nervio optico, glaucoma.

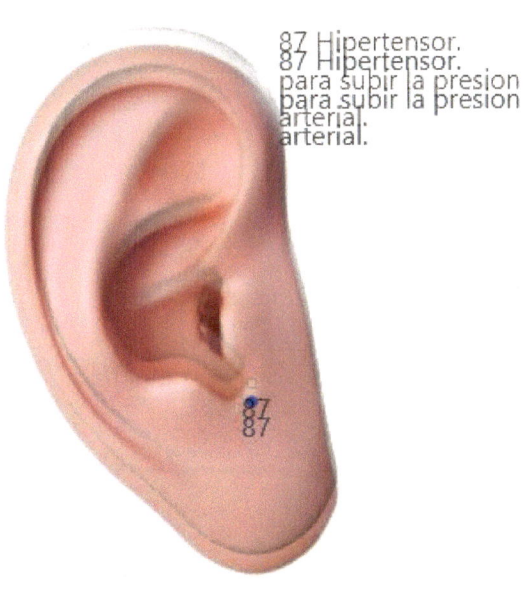

87 Hipertensor. para subir la presion arterial.

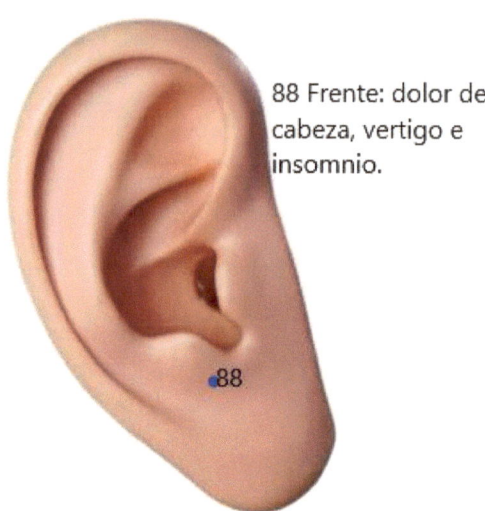

88 Frente: dolor de cabeza, vertigo e insomnio.

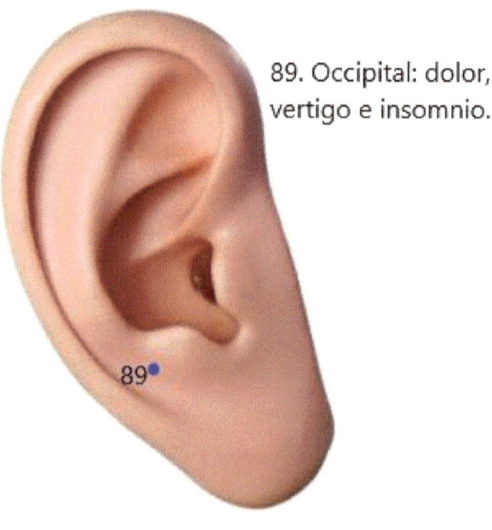

89. Occipital: dolor, vertigo e insomnio.

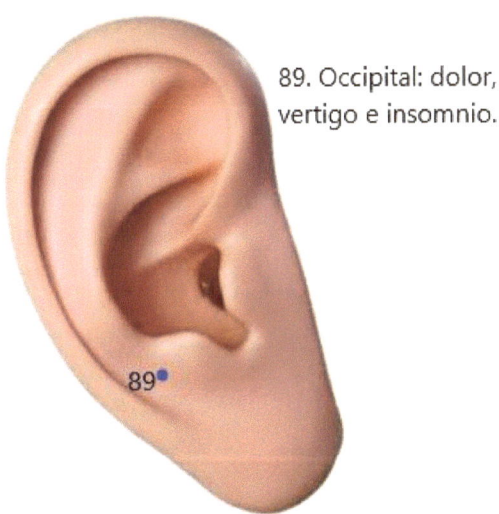

89. Occipital: dolor, vertigo e insomnio.

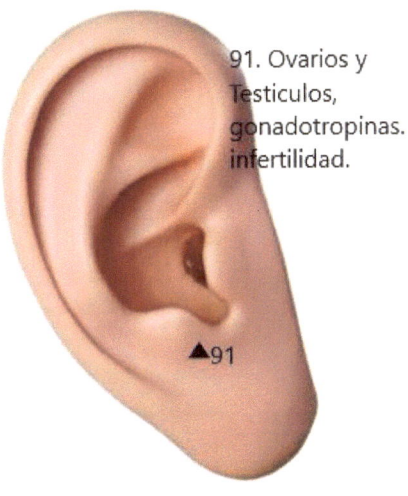

91. Ovarios y Testiculos, gonadotropinas. infertilidad.

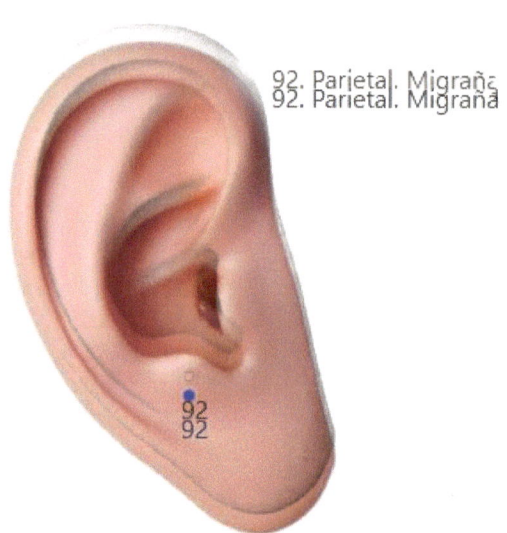

92. Parietal. Migraña

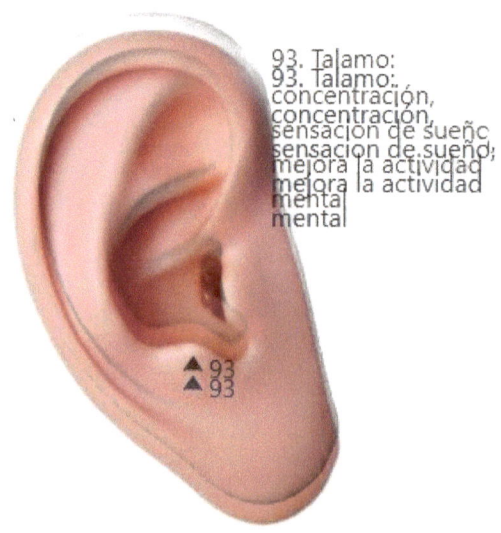

93. Talamo: concentración, sensación de sueño; mejora la actividad mental

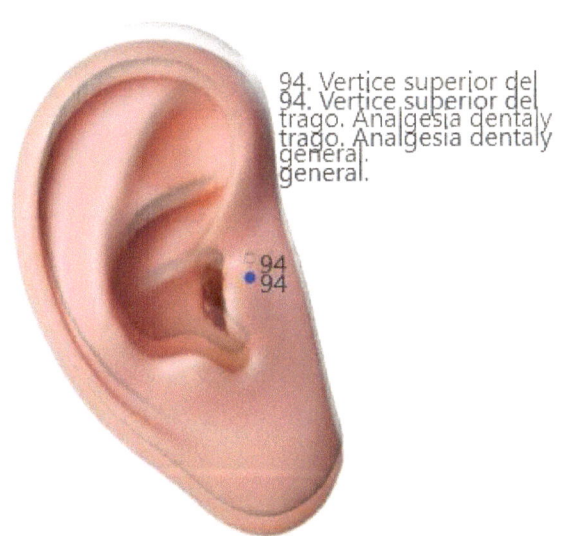

94. Vértice superior del trago. Analgesia dental y general.

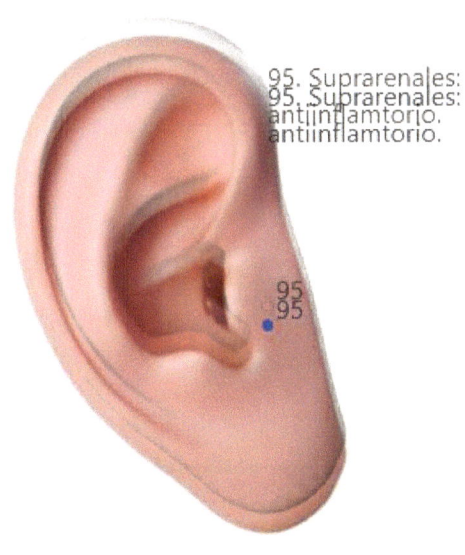

95. Suprarenales: antiinflamtorio.

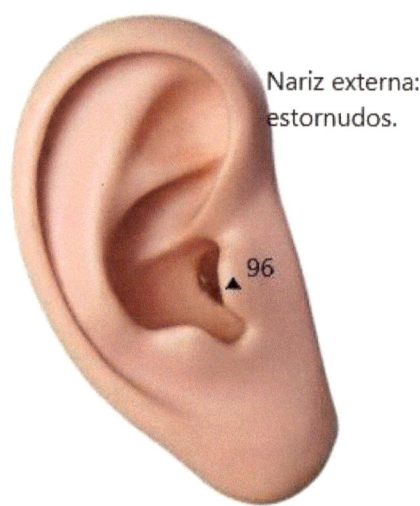

Nariz externa: estornudos.

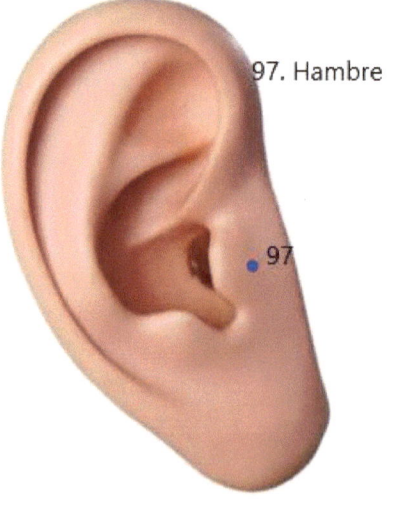

97. Hambre

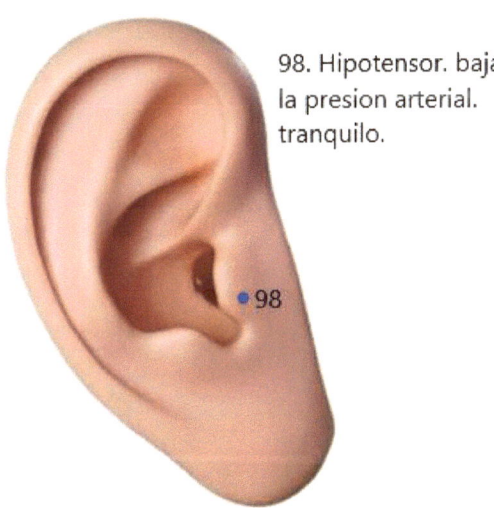

98. Hipotensor. baja la presion arterial. tranquilo.

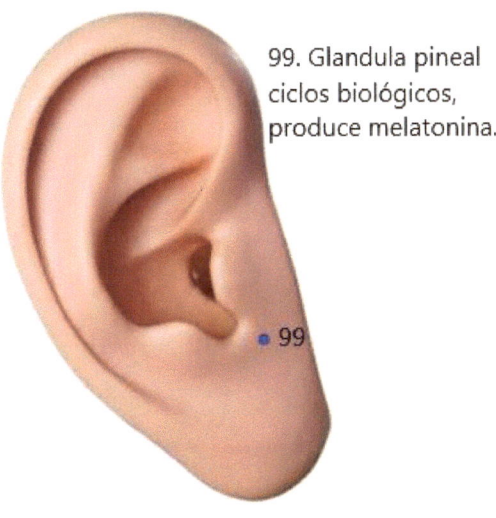

99. Glandula pineal ciclos biológicos, produce melatonina.

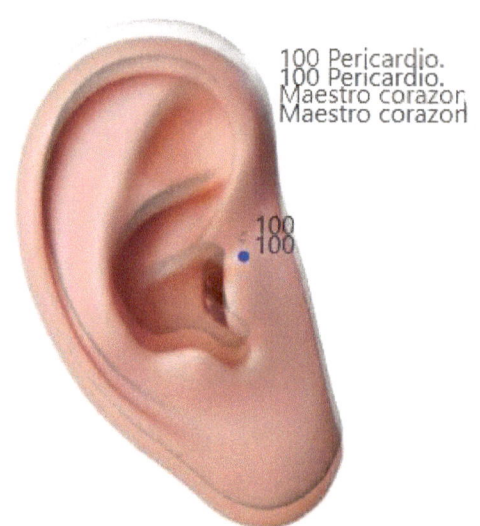

100. Pericardio. Maestro corazón

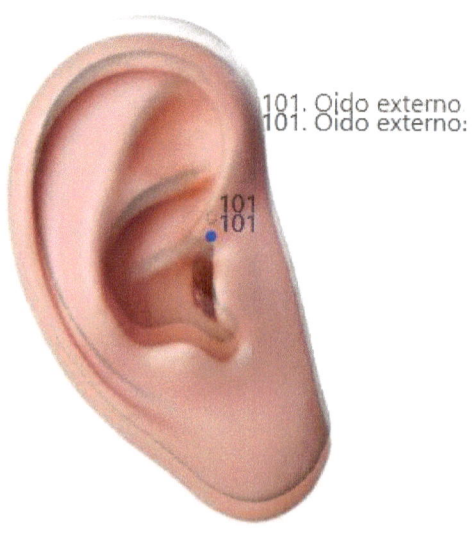

101. Oído externo

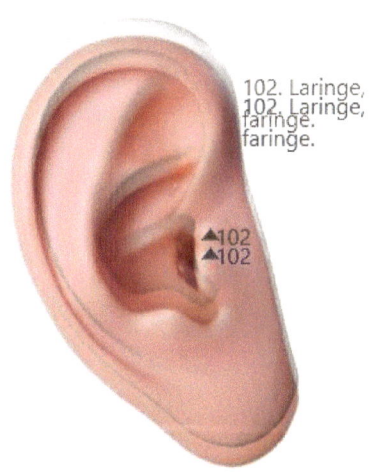

102. Laringe, faringe.

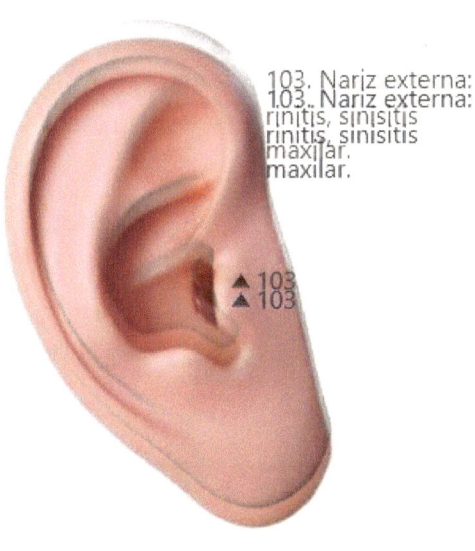

103. Nariz externa: rinitis, sinisitis maxilar.

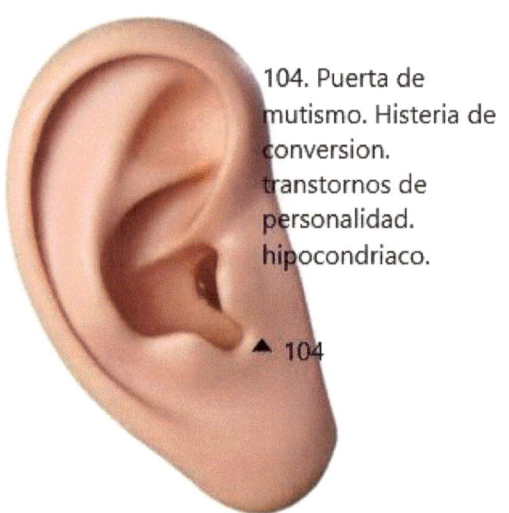

104. Puerta de mutismo. Histeria de conversion. transtornos de personalidad. hipocondriaco.

▲ 104

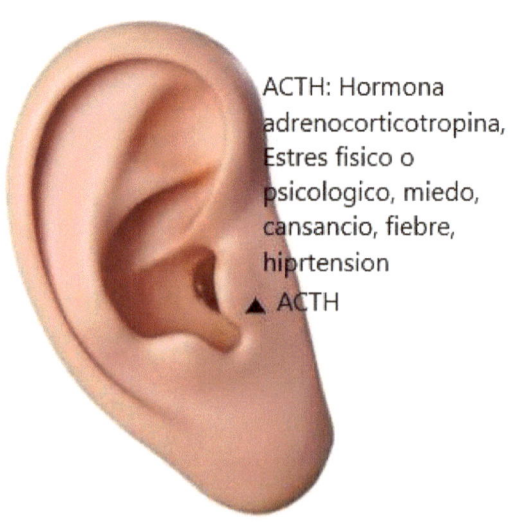

ACTH: Hormona adrenocorticotropina, Estres fisico o psicologico, miedo, cansancio, fiebre, hiprtension

▲ ACTH

PUNTOS DEL LÓBULO

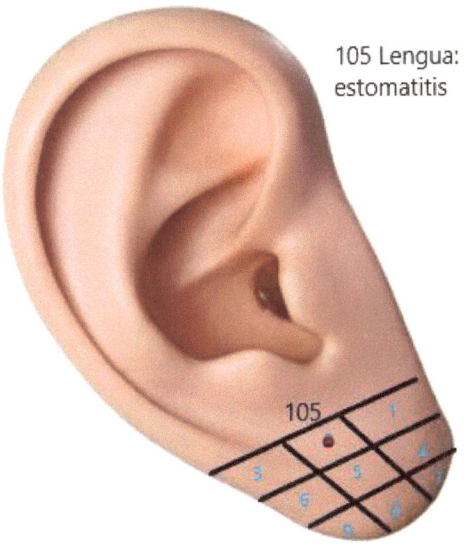

105 Lengua: estomatitis

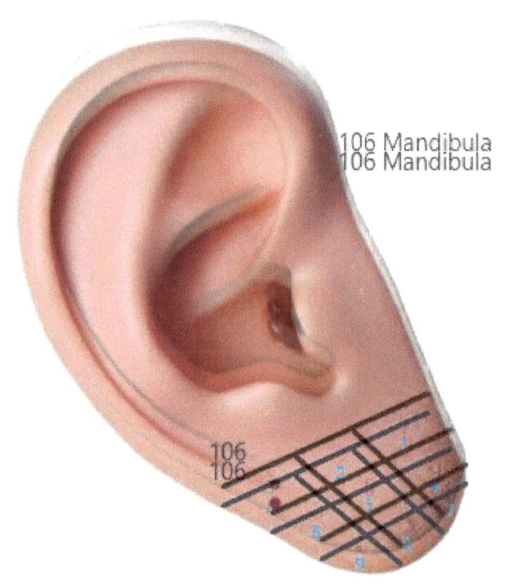
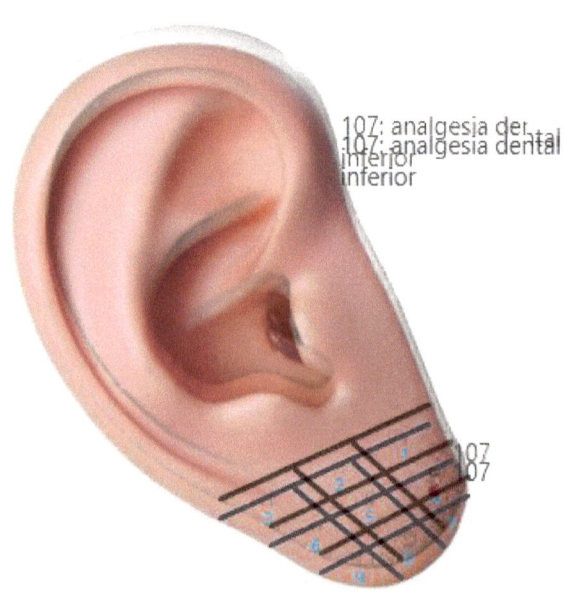

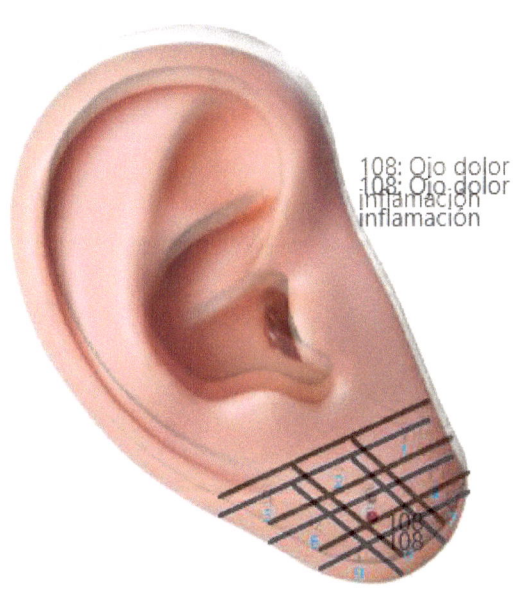

108: Ojo dolor inflamación

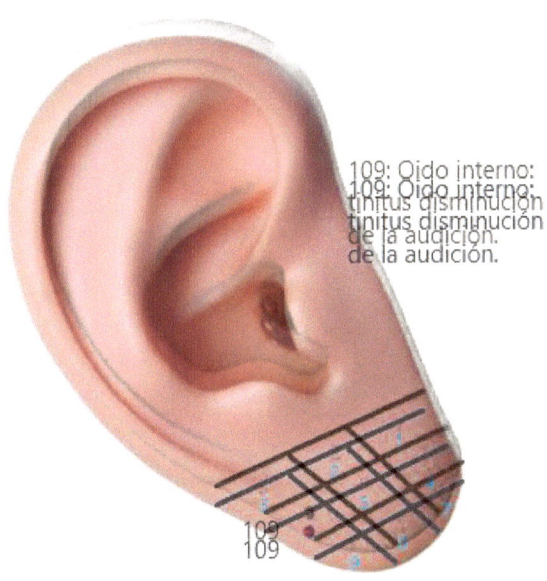

109: Oído interno: tinitus disminución de la audición.

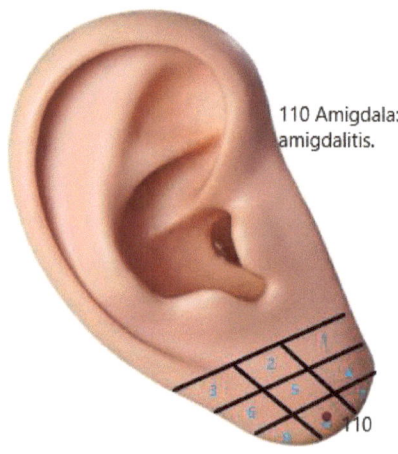

110 Amigdala: amigdalitis.

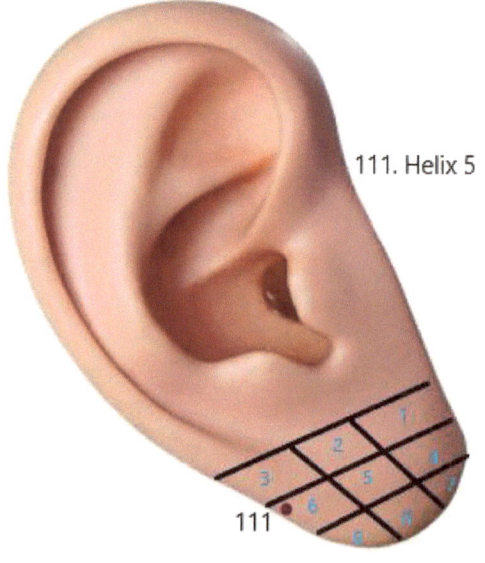

111. Helix 5

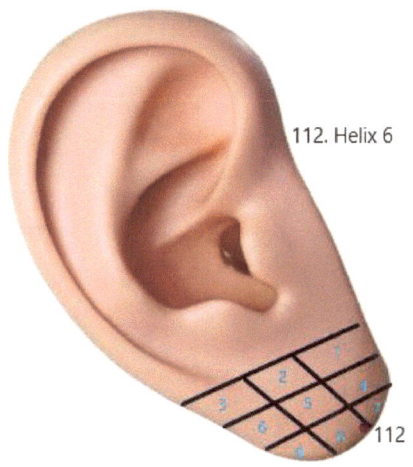

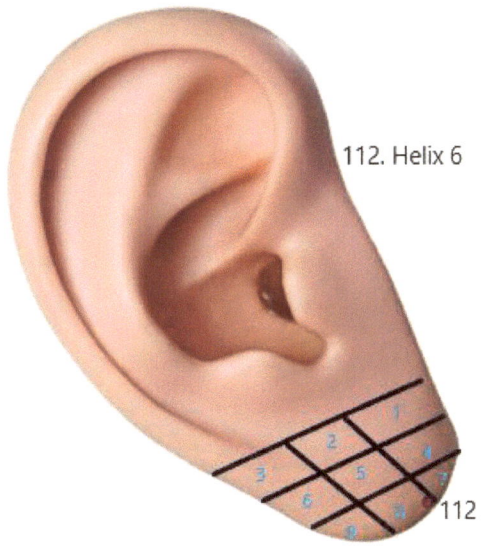

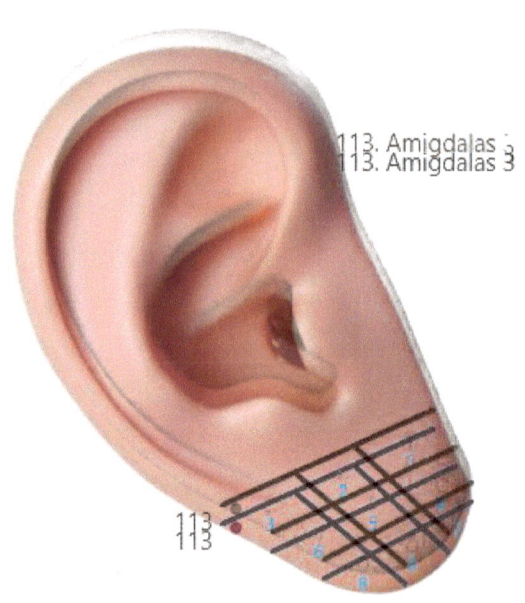
113. Amígdalas 3

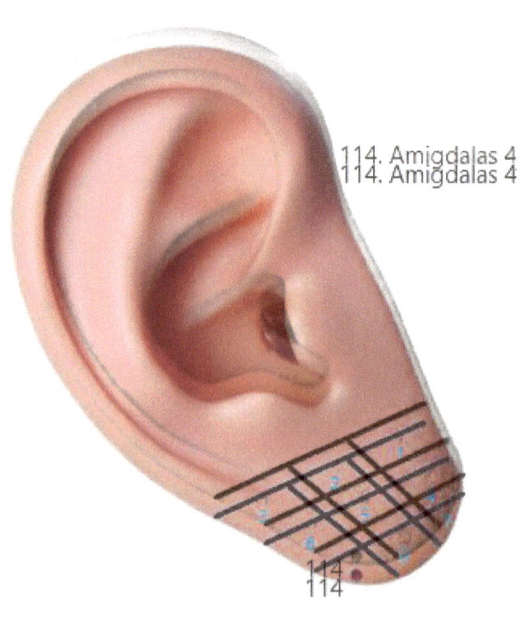
114. Amígdalas 4

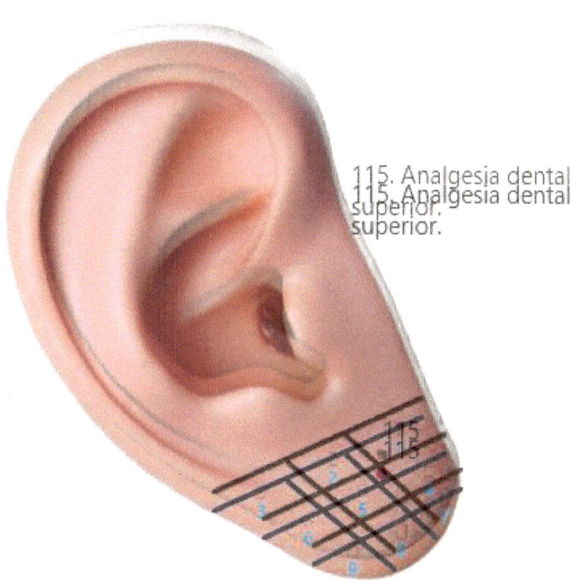

115. Analgesia dental superior.

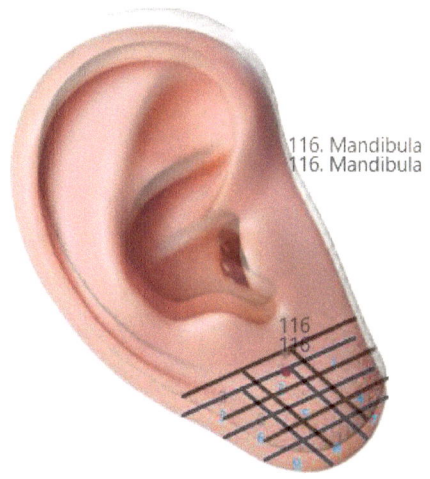

116. Mandíbula

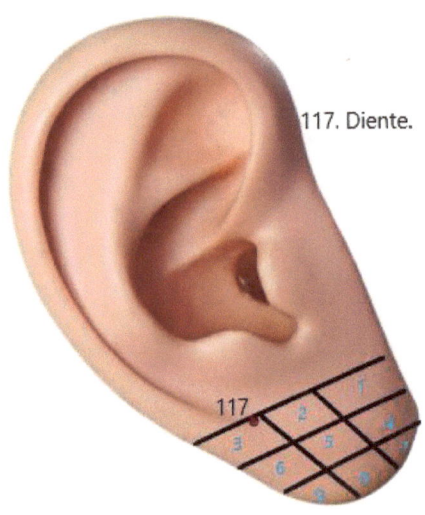

117. Diente.

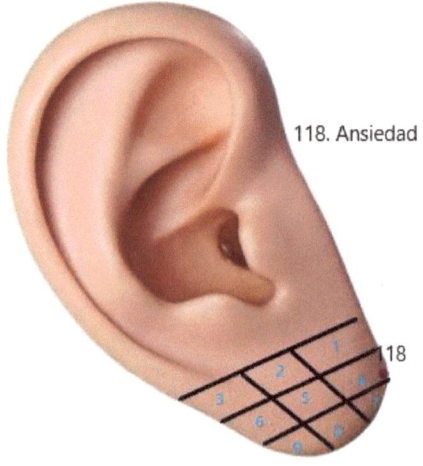

118. Ansiedad

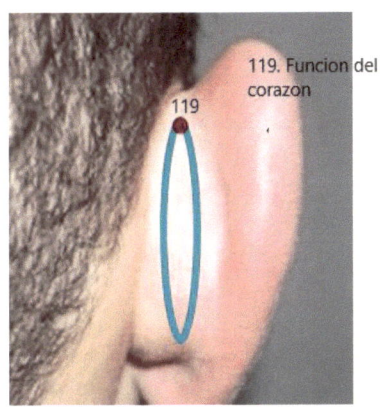

119. Funcion del corazon

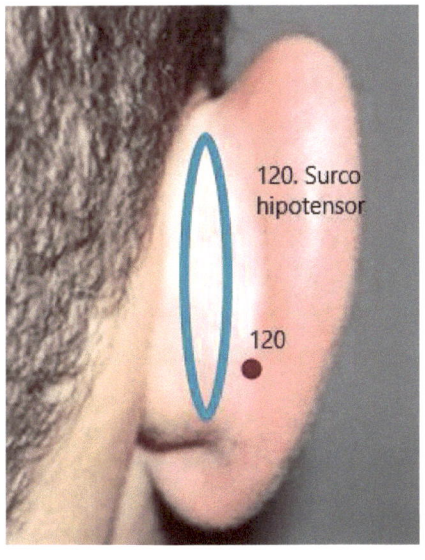

120. Surco hipotensor

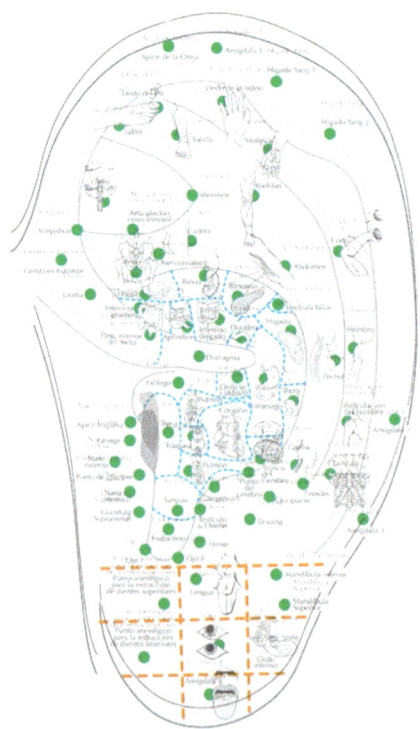

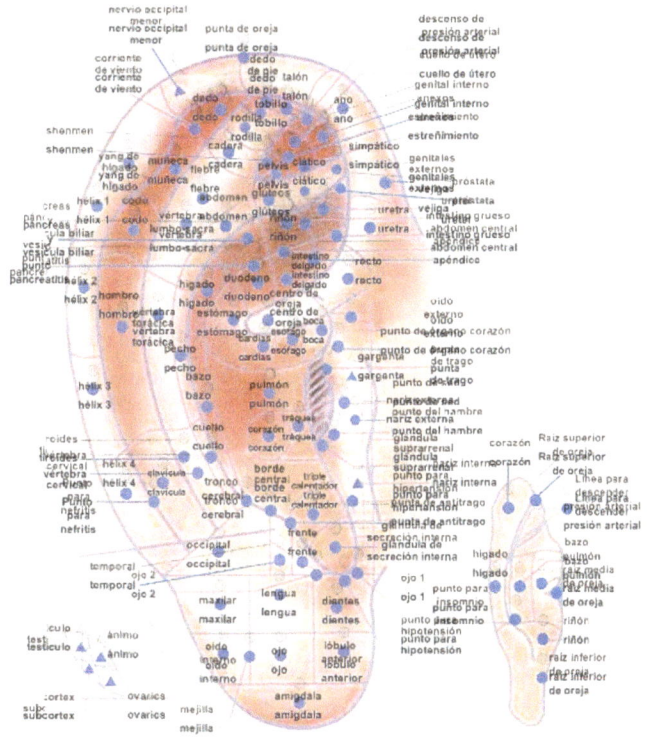

Referencias Bibliograficas

- Dr.Moises Lipszyc. Manual de Auriculoterapia. ediciones en español editorial kier, S.A: Buenos Aires 1989. I.S.B.N. 950-17-1225-7
- Francisco Cuatrecasas. La Auriculoterapia en la Acupuntura Emocional. ©Mandala Ediciones, 2015. Treviño 9, Bajo Izquierda.28003 Madrid. España I.S.B.N.: 978-84-16316-04-5 Depósito Legal: M-4300-2015
- Gráficos: https://www.canva.com/design-/DAD_fx1FzA8/YRA_rBIGQcNT3YZCqk3gpw/edit?category=tACFasDnyEQ.
- Alexander Medina Barron Meza / www.fisioterapiasulisc.com.mx
- Dipl. Phys Bschaden. "Shen-Atlas de Acupuntura". Apple Books.
- J.L Padilla Corral.Tratado de Sanación en el Arte del Soplo. Edición 2012. Pozoamargo, España. AB-98-1999.
- Claudia Focks. Atlas de Acupuntura. 2da Edición. Edicion de la obra original en alemán Atlas Akupunter. copyright MMVI, Urban & Fisher Verlag. impreso en Elsevier. ISBN: edicion española 978-84458-19357

www.ingramcontent.com/pod-product-compliance
Lightning Source LLC
Chambersburg PA
CBHW051914210526
45473CB00006B/2004